慢阻肺
那些事儿

沈凌
主编

中国人口与健康出版社
China Population and Health Publishing House
全国百佳图书出版单位

图书在版编目（CIP）数据

慢阻肺那些事儿 / 沈凌主编 . -- 北京：中国人口
与健康出版社，2025.2. -- ISBN 978-7-5238-0243-4

Ⅰ. R563.9-49

中国国家版本馆 CIP 数据核字第 20255QV027 号

慢阻肺那些事儿
MANZUFEI NA XIE SHIR

沈凌　主编

责 任 编 辑	刘梦迪
责 任 设 计	侯　铮
责 任 印 制	王艳如　任伟英
出 版 发 行	中国人口与健康出版社
印　　　刷	北京联兴盛业印刷股份有限公司
开　　　本	880 毫米 ×1230 毫米 1/32
印　　　张	9
字　　　数	191 千字
版　　　次	2025 年 2 月第 1 版
印　　　次	2025 年 2 月第 1 次印刷
书　　　号	ISBN 978-7-5238-0243-4
定　　　价	49.80 元

微 信 ID	中国人口与健康出版社
图 书 订 购	中国人口与健康出版社天猫旗舰店
新 浪 微 博	@ 中国人口与健康出版社
电 子 信 箱	rkcbs@126.com
总编室电话	（010）83519392　　发行部电话　（010）83557247
办公室电话	（010）83519400　　网销部电话　（010）83530809
传　　　真	（010）83519400
地　　　址	北京市海淀区交大东路甲 36 号
邮　　　编	100044

编 委 会

主 编

沈　凌　西湖大学附属杭州市第一人民医院

副主编

孙思庆　南京市第二医院

陈　侠　乐清市第三人民医院

张龙举　遵义市第一人民医院（遵义医科大学第三附属医院）

杨澄清　武汉市肺科医院（武汉市结核病防治所）

许　霞　山东大学齐鲁医院

编 委

（按姓氏笔画排序）

张　超　宜昌市中心人民医院

张少雷　河南中医药大学第一附属医院

陈子晞　西湖大学附属杭州市第一人民医院

林　火　石狮市医院

高广飞　无锡市中医医院

蔡茂胜　石狮市医院

戴慧玲　同济大学附属东方医院

绘 图

崔皓淼　中国医学著作网

慢性阻塞性肺疾病（COPD）（以下简称慢阻肺）是目前全球第三大致死原因，每年导致约 300 万人死亡，已成为全球公共卫生的重大挑战之一。据统计，中国约有 1 亿 COPD 患者，其中 40 岁以上人群慢阻肺的发病率高达 13.7%，慢阻肺已成为对我国居民健康影响最为严重的"四大重点慢病"之一。随着中国社会人口老龄化进程的加快，其发病率和死亡率呈现上升趋势。

慢阻肺作为患病率高、死亡率高、疾病负担重的重大慢性病，其实是可防、可控、可治的。在国家及社会各界的共同推动下，2024 年 9 月 13 日，国家卫生健康委、财政部等部门公布，慢性阻塞性肺疾病患者健康服务被纳入国家基本公共卫生服务项目。此举不仅有助于改善患者的健康状况，降低医疗负担，也将为推动中国公共卫生事业的发展，实现"健康中国 2030"的愿景提供有力支持。

为了进一步提高慢阻肺患者及家属正确认识并科学防治的能力，进一步促进慢阻肺患者的诊治及康复，改善生活质量，由西湖大学附属杭州市第一人民医院沈凌教授组织国内十一家医院的中青年医务工作者共同努力，集思广益，凝心聚力，以慢阻肺的诊断评估、诊断康复为主，兼顾慢阻肺生活干预及保健预防，立

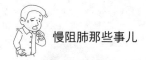

足患者及家属的关切需要编写此书，以介绍慢阻肺防治的新知识、新观点和新方法，兼具科学性、实用性和普及性。

本书通俗易懂、内容严谨、图文并茂，尤其是书中100多幅漫画，简洁明快，新颖直观，很适合广大慢阻肺患者家属阅读参考，希望本书能成为广大慢阻肺患友的枕边书、指导书和必备书。

相信本书的出版将对我国慢阻肺防治事业起到积极的推动作用，同时衷心祝愿广大慢阻肺患者可以不断改善生活质量，共筑全民呼吸健康新防线。

主任医师，教授，博士生导师

上海市东方医院（同济大学附属东方医院）呼吸与危重症医学中心主任

中国医师协会呼吸医师分会常务委员及介入呼吸病学工作委员会主任委员

慢性阻塞性肺疾病（COPD）（以下简称慢阻肺）是我国常见的慢性疾病，慢阻肺已成为我国第三大致死性疾病，死亡人数居全球首位[①]，疾病负担排第四位[②]。虽然慢阻肺是常见病、多发病，疾病负担也很大，但是与高血压、糖尿病和恶性肿瘤相比，其在公众中的认知率偏低，许多慢阻肺患者未能得到及时诊断和治疗，甚至没有意识到自己患有该病。患者及家属对该病存在很多错误认知，导致在自我管理和治疗上存在诸多不足。

慢阻肺是一种进展性疾病，会随着时间的推移不断恶化。患者不会突然在某一天早上醒来发现自己患有慢阻肺，而是会逐渐察觉到日常活动变得越来越困难。例如，在上楼梯时感到气喘吁吁，或者很难把杂货搬进家里，甚至可能没有足够的精力在晚上吃饭，食欲减退从而导致体重减轻。最后，发展到即使在静坐时也会感到呼吸困难。许多人会把这些症状都归咎于年龄的增长，

[①] Peng Yin, Jiayuan Wu, Lijun Wang. The Burden of COPD in China and Its Provinces：Findings From the Global Burden of Disease Study 2019. Front Public Health，2022.

[②] Maigeng Zhou, Haidong Wang, Xinying Zeng. Mortality， morbidity, and risk factors in China and its provinces，1990–2017：a systematic analysis for the Global Burden of Disease Study 2017. Lancet，2019（394）：1145–1158.

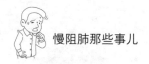

因为慢阻肺通常要到四五十岁至六七十岁才开始显现。如果患者有吸烟史或长期暴露于烟雾或灰尘环境中，出现上述症状时就需要考虑是否患有慢阻肺。

如果有慢阻肺的症状，如呼吸困难、咳嗽、喘息或胸闷，请尽快咨询医生。医生会进行肺功能测试和其他检查，以确定是否患有慢阻肺。一旦确诊，医生会根据你的具体病情制订个性化的治疗计划，包括药物治疗和生活方式的调整（如戒烟），必要时还可以考虑手术治疗。早发现、早治疗是控制慢阻肺症状和预防并发症的关键。

在全球范围内，烟草是导致慢阻肺最主要的原因，因此戒烟对于慢阻肺患者至关重要。遗憾的是，很多慢阻肺患者和家属虽然知道这些，也有一定的戒烟意愿，却不知道如何科学地戒烟，从而导致多次尝试失败。因此，寻求专业的戒烟指导和支持非常重要。

临床上用于治疗慢阻肺的主要药物包括吸入支气管舒张剂和吸入型糖皮质激素。很多患者因为没有正确掌握吸入装置的使用方法，导致药物粉末没有充分进入肺部，或者说药物在肺部的沉降率过低，这会影响药物效果，导致气道未得到充分舒张，气道炎症未得到有效控制，从而使病情持续加重，呼吸困难不断恶化，甚至导致频繁住院以及预后恶化。

慢阻肺患者由于长期的消耗，再加上呼吸运动所消耗的能量较高，导致其营养状况恶化和身体功能衰退，严重影响患者的生活质量，甚至丧失自理能力。因此，在治疗过程中，除药物治疗外，康复训练和营养支持同样重要。然而，当前在国内各大医院中，专门针对 COPD 的康复训练和营养支持项目开展很少，市面上也缺乏相应的指导书籍和资料，导致许多患者和家属缺乏必要的知识，严重阻碍了 COPD 患者生活质量的改善。

与普通人相比，COPD 患者的日常生活存在诸多不同。为了更好地管理日常生活并提高生活质量，患者及其家属迫切需要具体可行的指导建议，包括如何制订均衡的饮食计划，如何选择合适的衣物，如何完成家务劳动，如何应对炎热或寒冷的天气变化，是否可以外出购物和参加社交活动，以及如何规划吸氧情况下的旅行等。

除了身体功能下降，慢阻肺患者还可能面临一系列心理问题，如自我价值感降低，担心成为家人的负担，担心能否继续与亲友保持正常交往等。患者及其家属都需要积极寻求改善患者情绪状态的方法。

此外，慢阻肺患者，特别是老年患者，往往同时患有多种慢性疾病，这为治疗带来了更多的挑战。慢阻肺可能会引发一系列并发症和合并症，如肺动脉高压、肺源性心脏病、支气管扩张、骨质疏松、肺癌、心血管疾病、胃食管反流、代谢紊乱等。这些并发症和合并症不仅增加了治疗的复杂性，还可能带来药物间的相互作用和不良反应等问题，对患者、家属和医生都构成了多重挑战。

本书的编写旨在实现两大核心目标。

首先，帮助读者深入了解慢性阻塞性肺疾病。我们从基础的肺部解剖学和生理学知识入手，逐步揭示肺部的功能机制；阐述慢阻肺如何干扰正常的肺功能，导致呼吸困难；通过浅显易懂的

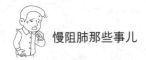

语言解析复杂的医学概念，让读者能够轻松理解医生在讨论如肺泡、用力呼气量等术语时的含义。

其次，希望读者知道如何应对慢阻肺。我们详细介绍各种吸入装置的正确使用方法，确保患者获得最有效的治疗效果；介绍适用于少数患者的手术选项，以及术前术后的注意事项；分享关于饮食和康复锻炼的建议，帮助患者改善整体健康水平；指导患者如何通过改变生活习惯及注重日常细节来适应疾病，维持个人独立性和生活质量；介绍氧气疗法和呼吸机的相关知识，为那些出现显著低氧血症和呼吸困难的患者提供必要的支持。

本书力求全面覆盖与慢阻肺相关的所有知识领域，并辅以大量图片，以便读者更好地理解和实践。此外，还提供了专业的在线资源链接，便于读者获取更多相关资讯。我们的最终目标是帮助慢阻肺患者及其家属更好地了解这一疾病，掌握有效的管理策略，从而提高生活质量，不让疾病主宰生活。

编　者

2024 年 7 月

第一篇　基础知识篇

第二篇　诊断和评估篇

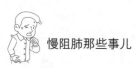

第三篇　药物治疗篇

第四篇　非药物治疗篇

第五篇　康复训练篇

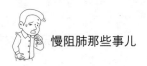

慢阻肺那些事儿

第六篇　生活篇

第七篇　合并症和戒烟篇

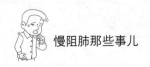

第一篇

基础知识篇

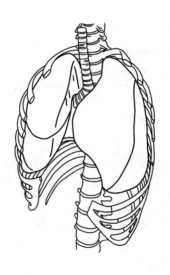

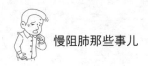
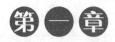

认识你的身体，了解你的症状

作为慢性阻塞性肺疾病（简称慢阻肺）患者或家属，想要知道什么是慢阻肺，慢阻肺如何治疗，以及如何保持一个良好的健康状态。首先，我们要简单地了解自己的肺脏，与其相关组织的构造及功能（见图1-1），以及我们是如何进行呼吸的。

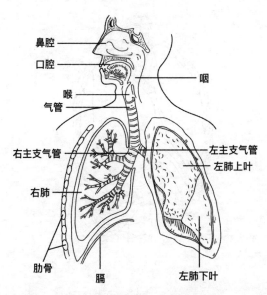

图 1-1　肺及相关结构组织

第一节 对于我们的肺，你了解多少?

在本书的开头，首先介绍一下我们的肺，对它的构造和功能有一个大致了解。

1. 肺到底是一个什么样的脏器? 又位于哪里呢?

从具体的解剖结构来看（见图1-2），人体的肺是一对充满空气的器官，位于胸腔内，左右两侧各有一个肺脏，被中央纵隔隔开。纵隔内包含心脏、胸腔大血管、气管、食管、胸腺及其他结构。

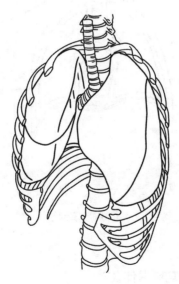

图1-2 肺

注：健康人两侧的肺几乎占据了整个胸腔。

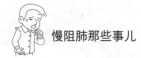

2. 左右两侧的肺是对称的吗？附着在肺表面的双层膜又是什么呢？

我们的心脏并不是对称结构。心脏向胸腔左侧延伸，所以对左肺的影响明显大于右肺。因此，左右肺结构并不完全对称。

每个肺都被胸膜所覆盖，胸膜是薄而透明的两层膜状物，覆盖在肺表面的为脏层胸膜，覆盖在胸壁内侧的为壁层胸膜（见图1-3）。两层薄而柔韧的膜之间有少量液体起润滑作用，每次呼吸时有助于胸膜顺利移动。

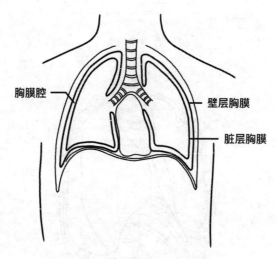

图1-3　胸膜解剖结构

3. 肺的生理功能是什么？

（1）气体交换。

（2）防御、代谢、免疫、贮血等。

4. 肺位于胸腔内，那么胸腔的作用是什么？

（1）胸腔由一排肋骨包绕，可以保护脆弱的肺脏和心脏。

（2）胸腔为肺提供充足的空间，使其有效地工作。

5. 吸入的气体中的氧气是怎样进入血液的？

通过吸气动作，可使空气经鼻子到鼻腔或直接通过嘴吸入，然后通过咽部，进入喉部，并沿着气管向下，进入支气管、肺、肺泡。

气管是一个软骨环管，是空气从颈部向下进入肺部的主要结构。气管分成两个主支气管。通过此处，空气进入左右肺，然后进入分化越来越小的管道，直到空气到达微小的细支气管。细支气管将空气输送到肺部的活动部分——肺泡（见图1-4），最终氧气被吸收到血液中。

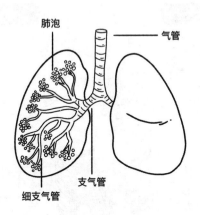

图 1-4　支气管及肺泡

6. 肺泡损伤后还能正常生活吗？

吸烟、空气污染、疾病可能会损害肺泡的某些区域，导致肺组织受损，甚至影响一些供给肺泡的细小管道的弹性。这些受损

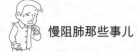

区域影响了将氧气从肺部转移到血流中的功能。不过，由于肺部体积足够大，肺泡数量足够多，代偿能力很强，所以即使部分肺部受损，剩余的肺部空间也足够大。轻、中、重度肺功能受损的慢阻肺患者还是可以进行日常活动的，但是极重度的慢阻肺患者的活动会明显受限。

7．参与呼吸的肌肉有哪些?

（1）吸气：①主要肌肉有横膈肌、肋间外肌；②辅助肌肉有胸锁乳突肌、斜角肌（见图1-5）。

（2）呼气：辅助肌肉，如肋间内肌、腹外斜肌、腹内斜肌、腹横肌、腹直肌（见图1-5）。

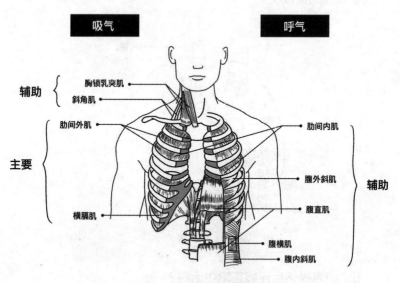

图1-5　参与呼吸的肌肉

第二节　我们是如何呼吸的?

1. 呼吸是如何实现的?

呼吸对我们来说是一种自动且无意识的行为。我们的身体通过自主神经系统来完成呼吸。自主神经控制使我们能够在放松的睡眠和剧烈的运动等各种情况下维持身体的正常平衡。

我们呼吸的空气是一种气体。气体具有的特性会使它们能够简单地从一个区域移动到另一个区域，而不会消耗太多能量。气体通常都是从高压区域移动到相对低压区域，并且流动发生的速度主要取决于两个压力之间的变化。

2. 呼吸运动的整个过程是怎样完成的?

（1）吸气时，肋间外肌和膈肌收缩，胸腔扩张，肺随之扩张，肺内的空气压力低于大气压力，空气经呼吸道进入肺部（见图1-6）。

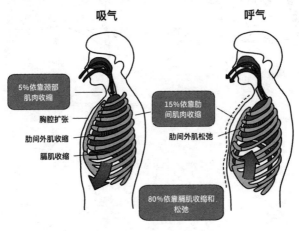

图1-6　吸气与呼气

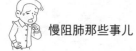

（2）到达肺泡的气体与毛细血管中的血液进行气体交换，氧气从肺泡顺着气压差扩散到静脉血里。与此同时，静脉血里的二氧化碳也会扩散到肺泡里。这一过程也被称为肺的换气过程。经过气体交换后，氧气随着血液循环被输送到身体的各个组织和器官中，供给细胞进行代谢活动所需的能量。同时，二氧化碳从细胞代谢过程中产生，经过血液循环被运送到肺部，再通过呼气排出体外。这一过程被称为内呼吸或组织呼吸。至此，一个完整的呼吸循环过程就完成了（见图1-7、图1-8）。

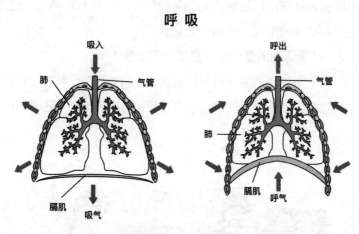

图 1-7　吸气及呼气循环示意图

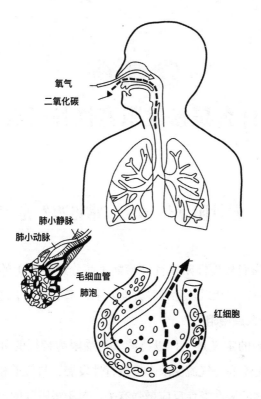

氧气
二氧化碳

肺小静脉
肺小动脉

毛细血管
肺泡

红细胞

图1-8 呼吸过程示意图

[张龙举 遵义市第一人民医院（遵义医科大学第三附属医院）]

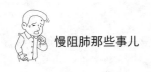
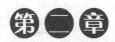

什么是慢性阻塞性肺疾病

第一节　慢性阻塞性肺疾病常见吗？危害大吗？

下面我们从慢性阻塞性肺疾病（简称慢阻肺）的概念、成因、发病率、症状以及危害等方面入手，来了解一下这个病。

1. 什么是慢阻肺？

慢阻肺的定义是一种以持续气流受限为特征的可以预防和治疗的常见疾病。气流受限多呈进行性发展，与气道和肺对有毒颗粒或气体的慢性炎症反应增强有关。对于慢阻肺的定义，我们可以从四个关键词进行深入理解：慢性、阻塞性、肺疾病、可防可控。

2. 如何理解慢阻肺的四个特点——慢性、阻塞性、肺疾病、可防可控？

（1）慢性：慢阻肺是一种慢性疾病，呈现缓慢进展状态，可有急性加重，症状会持续存在。

（2）阻塞性：简单地说，是气道变窄了（特别是小气道支撑结构受到破坏，使得气道在呼吸过程中得不到有效支撑）。因此，呼吸过程中（特别是呼气时），气道会受压出现塌陷甚至陷闭，呼出气流速度变慢，使得原本应该呼出的气体无法完全呼出，从而引起肺部的过度充气；当再次吸气时，肺部就无法吸入正常量的气体，所以慢阻肺患者在生活中就会表现出胸闷、气短或呼吸困难。此类症状最初可能是剧烈运动（或重体力劳动）时才会出现；随着病情加剧，在爬坡（或走楼梯）、快步行走时也会出现；最后发展到缓慢行走及轻微活动（上厕所、穿衣服或进食）时也会出现。

（3）肺疾病：慢阻肺是一种肺疾病，是由于长期接触环境中的有毒有害气体或颗粒后，引起的慢性炎症反应，损伤气道和肺泡，从而造成气道狭窄和肺气肿形成。

（4）可防可控：通过阻断慢阻肺的病因可预防该病的发生，如戒烟、不吸二手烟，避免使用生物燃料，厨房炒菜时记得开排气扇、油烟机或者开窗，以及在长时间接触职业性粉尘及化学物质（烟雾、过敏原、粉尘、工业废气等）时佩戴有效的防护口罩等。另外，通过合理的治疗及康复，慢阻肺也是可以控制的，可以减少急性加重的频率和严重程度，改善健康状况和运动耐量。

3. 慢阻肺的病因有哪些？

慢阻肺的发病主要是宿主因素与环境因素共同作用的结果。

（1）宿主因素（见图 2-1）：遗传因素（主要为 α1- 抗胰蛋白酶缺乏）、过敏性和气道高反应性（有哮喘病史的患者）、营养与肺发育（如维生素 A、维生素 C、维生素 E 摄入量低）等。

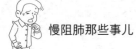
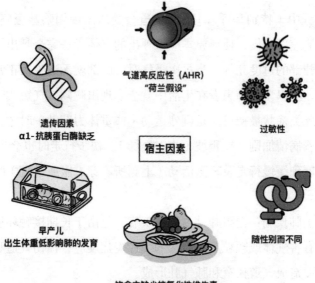

气道高反应性（AHR）
"荷兰假设"

遗传因素
α1-抗胰蛋白酶缺乏

过敏性

宿主因素

早产儿
出生体重低影响肺的发育

随性别而不同

饮食中缺少抗氧化性维生素
（维生素A、维生素C、维生
素E）、鱼油和蛋白质

图 2-1　引起慢阻肺的宿主因素

（2）环境因素（见图2-2）：吸烟、空气污染（如空气中的烟尘或二氧化硫增加）、职业性粉尘和化学物质（如烟雾、过敏原、粉尘、工业废气等）、感染（如呼吸道感染）。

（3）其他因素：如社会经济地位（低收入人群比高收入人群患病率高）、年龄（年龄越大慢阻肺的发病率越高）。

4. 为什么在中国，慢阻肺患者多见于男性？女性也会得慢阻肺吗？

吸烟者的慢阻肺患病风险显著高于不吸烟者。目前我国男性吸烟率为52.9%，女性吸烟率为2.4%。男性吸烟率远高于女性，男性慢阻肺的患病率也远高于女性。

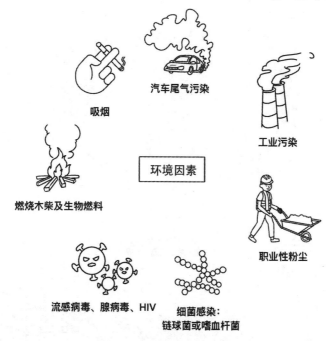

图 2-2　引起慢阻肺的环境因素

　　相关研究也显示，木材、动物粪便、农作物残梗、煤炭等，以明火或在通风功能不佳的火炉中燃烧，均可导致严重的室内空气污染。这也是导致慢阻肺的重要危险因素。所以，女性也是有可能患慢阻肺的。

5. 慢阻肺有什么症状？

　　慢阻肺患者表现为咳嗽、咳痰、胸闷、气短或呼吸困难等症状。呼吸困难最初可能是剧烈运动或重体力劳动时才会出现；随着病情加剧，在爬坡（或楼梯）、快步行走时会出现；最后缓慢行走及轻微活动（上厕所、穿衣服或进食）时也会出现（见图2-3）。

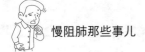

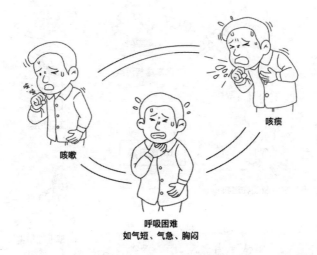

咳嗽

咳痰

呼吸困难
如气短、气急、胸闷

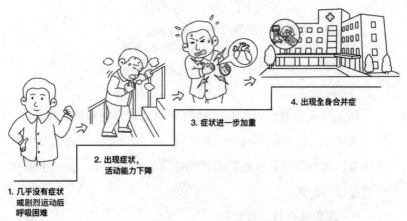

1. 几乎没有症状
或剧烈运动后
呼吸困难

2. 出现症状，
活动能力下降

3. 症状进一步加重

4. 出现全身合并症

图 2-3　慢阻肺各阶段症状

6. 慢阻肺不是什么?

现实生活中，不少慢阻肺患者及其家人对慢阻肺存在很多误
区。因此，在这里需要告诉大家慢阻肺不是什么。

（1）慢阻肺不是急性病，是不可逆转的慢性疾病。只要诊断为慢阻肺，就需要长期治疗（包括药物和非药物治疗）。

（2）慢阻肺不会传染，所以家人不用担心。

（3）慢阻肺不等于死亡宣判书，慢阻肺的预后不仅取决于病情的严重程度，还取决于患者对疾病的理解和认知，以及治疗的依从性、配合程度和家人的支持。

（4）慢阻肺不是一种进展快速的疾病。

（5）慢阻肺不意味着生活从此暗淡无光。慢阻肺患者仍然可以享受生活的美好。

（6）慢阻肺对身体的伤害不仅限于肺部，它会对全身多脏器带来影响（如营养不良、肺动脉压力增高、心脏疾病、记忆力及注意力的下降等）。

7. 慢阻肺危害大吗？

慢阻肺严重影响患者的生命质量，病死率较高，并给患者及其家庭和社会带来沉重的经济负担。目前慢阻肺已经成为与高血压、糖尿病"等量齐观"的慢性疾病，构成重大疾病负担，是全球四大慢性病之一。

第二节　慢阻肺患者呼吸困难形成的原因是什么？

慢阻肺患者之所以会发生呼吸困难，是因为肺部结构和功能都发生了变化。

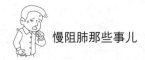

1. 慢阻肺患者的肺到底是什么样的呢？

慢阻肺患者的肺类似奶酪，千疮百孔（见图2-4），肺上的空洞都是被破坏的肺泡融合在一起形成的肺气肿；若干个被破坏掉的肺泡融合在一起就形成了肺大疱。有明显肺大疱的患者往往呼吸困难也很明显。

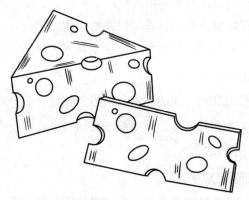

图 2-4　奶酪样示意图

2. 慢阻肺患者和健康人的肺在功能上有什么差异？

两者的差异主要表现在潮气量、肺活量、呼吸深度等方面。

（1）潮气量：我们在休息或非常轻微的运动时吸入的气体量称为潮气量。健康肺的潮气量是500mL左右，而在慢阻肺患者的肺中可能只是300mL。

（2）肺活量：肺活量是我们吸足空气后用尽力气将气体全部呼出的空气量。健康男性的肺活量大约为4600mL，而同样年龄、身高的慢阻肺患者的只有1800mL左右。

（3）呼吸深度：健康人通过呼吸过程，氧气是可以正常被吸收到血液中的。不幸的是，慢阻肺患者肺泡受损，氧气不能到达肺泡，也就没有办法进入血液，导致不少患者呼吸短暂急促。

3. 慢阻肺患者为什么会出现呼吸困难呢？

（1）慢阻肺患者的气道存在慢性炎症，导致气道壁出现损伤和结构变化，引起气道狭窄（见图2-5）。

（2）慢阻肺患者的肺部结构会发生变化。由于肺泡遭到破坏，导致肺气肿，肺部无法有效地进行气体交换，从而造成机体缺氧。

（3）由于肺气肿的形成，膈肌水平下移，导致吸气量减少；由于营养不良出现膈肌肌力下降，运动幅度减弱，从而需要其他

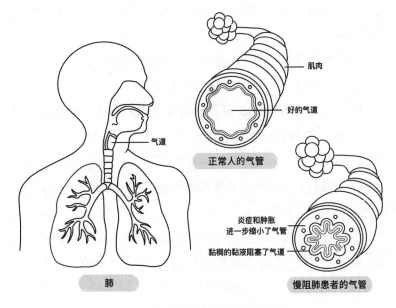

图 2-5　正常气道变狭窄的病理变化

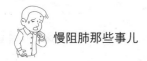
辅助肌肉（如肋间肌）来帮助吸气，而这些辅助肌肉的运动能力远不如膈肌。以上原因导致慢阻肺患者吸气会非常费力。

（4）严重的慢阻肺患者需要消耗 50% ~ 70% 的能量驱动呼吸。由于他们的身体消耗了他们摄入的大部分能量，所以不少患者明显消瘦。

4. 慢阻肺患者呼吸困难表现在哪些方面?

（1）活动耐力明显下降：如有些患者从坐在椅子上站起来，需要相当于举重运动员举起 200 公斤杠铃的努力。

（2）呼吸很浅且很快：这会导致每次吸入的空气较少。当空气被吸入慢阻肺患者非常紧绷的胸腔时，患者会有喘息和喘鸣的感觉，就感觉好像气道被挤压。

（3）容易疲惫：慢阻肺患者做一些轻度的体力劳动就会感到非常疲倦。

（4）慢阻肺患者容易出现"过度呼吸综合征"或"通气过度综合征"（恐慌状态下身体拼命吸入空气）。

（5）体位的改变：慢阻肺患者常常需要身体向前倾斜，或者站立时要用手扶着桌椅，寻求支撑，才能让自己使上力气呼吸（见图 2-6）。

（6）缩唇呼吸：不论是站着还是躺着，慢阻肺患者都会做缩唇呼吸的动作（见图 2-6）。

（7）腹式呼吸：在平卧位时，慢阻肺患者还会使用腹部的肌肉主动鼓起，好让膈肌向腹腔内移动，帮助扩张胸廓，让气体进入肺部。

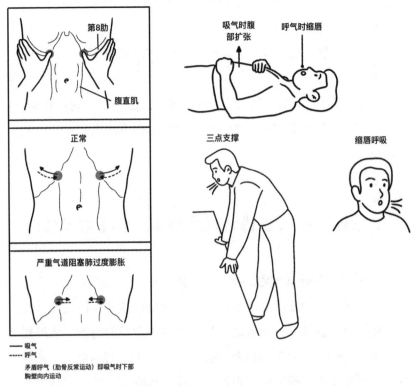

图 2-6　慢阻肺患者呼吸困难的表现

5. 除了慢阻肺本身，还有哪些因素会导致慢阻肺患者出现呼吸短促和呼吸困难？

（1）贫血：由于红细胞减少，携带的氧就更少了。

（2）焦虑：焦虑状态可能使患者感觉呼吸更加急促和困难，形成恶性循环。

（3）心脏疾病：心脏功能异常（如心衰）时，心脏无法有

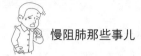

效工作，会影响肺部的血液循环，从而加重肺部负担，导致呼吸困难。

（4）肥胖：肥胖者需氧量增大，肥胖者膈肌运动受到限制更明显。

（5）合并其他肺部疾病，如哮喘、肺部感染、胸腔积液、气胸等，可能影响肺部功能，导致呼吸短促和呼吸困难的症状加剧。

第三节　关于慢阻肺引发的咳嗽，你了解多少？

1. 慢阻肺患者咳嗽的特点是什么？

咳嗽是一种呼吸系统疾病的常见症状。咳嗽往往是慢阻肺患者的首发症状。初期可能只发生在冬季寒冷的时候，清晨较重，多能咳出白色泡沫样黏液痰，少数患者可以没有咳痰。此后咳嗽逐渐加重，季节性不再明显，清晨和睡前或整日都可以咳嗽，夜间咳嗽不明显。随着疾病的进展，除了咳嗽、咳痰，还有气短、喘息等症状。在合并感染的时候，可能有夜间咳嗽和黄脓痰。

2. 咳嗽对慢阻肺患者有什么危害？

频繁而剧烈的咳嗽，会对患者的工作、生活和社会活动造成严重影响，并可导致各种并发症的发生：

（1）胸痛。这是因为咳嗽带动呼吸肌牵拉、肋骨的大幅移动引起肋软骨的磨损，更严重的是某些患者（特别是老年骨质疏松的患者）会出现肋骨骨折。

（2）气胸。慢阻肺患者常合并肺大疱，在某些情况下，肺大疱内压力突然增加，可能导致大泡壁破裂，气体进入胸腔，然后肺会萎缩，这就叫气胸。

（3）尿失禁。由于女性尿道较短，因此尿失禁更容易出现在女性患者中。咳嗽会诱发腹腔压力增大，尿道括约肌经受不起这样的压力变化，从而出现尿失禁。

（4）头痛或晕厥。咳嗽剧烈会诱发血压增高，还会导致头部和颈部肌肉紧张，时间一长可能出现头痛。剧烈咳嗽还有可能引发迷走神经兴奋和脑部短暂缺血，导致晕厥。

（5）影响睡眠，产生焦虑、抑郁情绪。

（6）疾病传播。如果慢阻肺患者合并一些呼吸道传染性疾病，那么咳嗽会增加疾病传播的风险。

3. 如何对待慢阻肺患者的咳嗽？

由于长期疾病影响，很多慢阻肺患者会比较瘦弱，咳嗽无力，不能有效咳出痰液，尤其是感染时的黄脓痰更加黏稠难咳出。这个时候，除了控制感染，我们要做的是增强咳嗽反射，让痰液更好排出，这样有利于疾病恢复：当患者感觉有痰不能咳出时，可以让家人辅助拍背，之后主动咳嗽；如果咳嗽力量不够，可以在咳嗽用力吸气和声门关闭时，双手压住上腹部，咳嗽后再放开，这样可以增强咳嗽的气流，有利于痰液咳出。

针对气道慢性炎症引起的咳嗽，在没有痰液咳出时，我们需要通过减轻咳嗽，来缓解症状，避免对身心的不利影响。药物使用上，可以按照慢阻肺的治疗吸入支气管舒张剂和糖皮质激

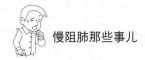

素，通过减少痰量分泌和气道炎症，舒张支气管来缓解咳嗽。如果咳嗽仍未能得到较好控制，则可以让医生帮忙选择合适的止咳药物。

第四节　慢性支气管炎、肺气肿、支气管哮喘与慢阻肺有什么关系?

1. 慢阻肺与慢性支气管炎、肺气肿有什么关系?

慢阻肺患者在症状上可以表现为慢性支气管炎（慢支）的症状，在胸部 CT 上可以表现为肺气肿的影像特征。它们在一定程度上提示该患者有可能存在慢阻肺。如果你存在上述的这些情况，就需要定期做肺功能检查；如果你的肺功能检查出现持续气流受限，就要咨询专科医生，明确是否患上了慢阻肺。

很多患者认为肺气肿和肺大疱有些相似。它们确实有一定的联系：肺大疱可以由肺气肿发展而来。比如说，随着肺气肿持续加重，肺泡壁出现了进一步损坏，若干个损坏的肺泡融合在一起，就形成了一个不具有正常气体交换功能的"死腔"，也就是我们所说的肺大疱。

当然，不能认为肺气肿就等于慢阻肺。同样，慢性支气管炎也不等于慢阻肺。确认慢阻肺，一定要有肺功能检查证实有气流受限（见图 2-7、图 2-8）。

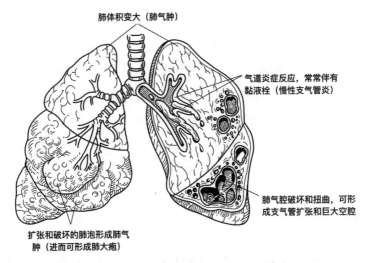

肺体积变大（肺气肿）

气道炎症反应，常常伴有黏液栓（慢性支气管炎）

肺气腔破坏和扭曲，可形成支气管扩张和巨大空腔

扩张和破坏的肺泡形成肺气肿（进而可形成肺大疱）

图 2-7　慢阻肺患者肺实质的病理变化

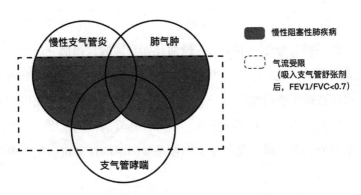

慢性支气管炎　　肺气肿

慢性阻塞性肺疾病

气流受限（吸入支气管舒张剂后，FEV1/FVC<0.7）

支气管哮喘

图 2-8　慢阻肺与慢性支气管炎、肺气肿、支气管哮喘的关系示意图

2. 支气管哮喘和慢阻肺是一种病吗？

虽然支气管哮喘（简称哮喘）与慢阻肺都是慢性气道炎症性疾病，但两者的发病机制不同，临床表现及对治疗的反应性也有

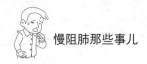

明显差别。大多数哮喘患者的气流受限具有显著的可逆性（也就是经过规范有效的治疗，大部分患者的肺功能可以恢复到正常），这是其不同于慢阻肺的一个关键特征。但是，部分哮喘患者如果炎症没有得到有效控制，随着病程延长，可出现较明显的气道重塑，导致气流受限的可逆性明显减小，症状上有时很难与慢阻肺相鉴别，这时需要到医院找专科医生进行相应的鉴别诊断和治疗。由于慢阻肺和哮喘都是常见病、多发病，两者可以发生于同一患者，且这种概率并不低。

第五节　慢阻肺会对我们身体及生活造成什么影响？

慢阻肺会夺走你的精力，进而让你身体的其他部分产生连锁反应。不过，这是一个逐渐衰弱的过程，也是早期的慢阻肺患者症状经常被忽视的原因之一。许多轻度慢阻肺患者除了比以前更容易感到疲劳，没有其他症状。但是，随着病情的发展，患者整体体力的衰弱会越来越明显，即使是最简单的任务也会耗尽患者的精力。

1. 慢阻肺对我们的身体有哪些影响？

（1）导致体能丧失：慢阻肺患者的肺部会由于失去弹性而丧失一部分功能，从而导致气体交换效率降低，因此，身体无法获得足够的氧气来维持自身运转。慢阻肺患者呼吸时消耗的热量会更多，这使得他们无法为肌肉提供足够的营养。另外，许多慢阻肺患者无法做饭，进食减少，从而导致体能丧失。

（2）导致肌肉力量丧失：缺氧和热量摄入不足会导致肌肉质量和力量的丧失。以下肢肌肉为例，从微观层面上看，慢阻肺患者肌肉线粒体功能失调意味着其能量生成能力下降，肌肉纤维类型转换意味着其肌肉收缩功能下降；从宏观层面上看，慢阻肺患者肌肉发生明显萎缩；从功能代谢层面上看，慢阻肺患者肌肉的氧代谢能力明显下降。最终，导致慢阻肺患者肌肉力量下降。

2. 慢阻肺对我们的生活有什么影响？

（1）丧失工作能力：由于比以前更容易疲劳，许多中度慢阻肺患者不得不离开全职工作，而从事一些零散的工作。重度的慢阻肺患者几乎没有人能继续原来的工作。

（2）社交活动减少：慢阻肺患者持续的乏力状态逼迫他们切断了之前的社交和休闲活动。慢阻肺患者要面临的一个挑战是，如何利用有限的精力。如果没有深思熟虑和合理计划，许多慢阻肺患者会发现自己不得不退出生活中最喜欢的活动。

（3）家务劳动减少：慢阻肺会干扰患者做任何活动的能力，包括日常劳动，如搬动更多的东西、推吸尘器打扫卫生、洗碗、梳洗等，甚至站起来和弯腰都会引发头晕，仅仅在房间里走动也会气喘吁吁。

（4）影响购物：购物会变成一项类似马拉松的运动，仅仅准备去超市和杂货店就会耗尽你的精力。如果到拥挤的大商场，你还要在人流中穿行，这会使情况变得更糟。

（5）容易抑郁：社会隔离会使慢阻肺患者的情况变得更糟，

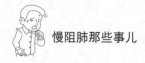

从而诱发抑郁。

（6）情绪失控：随着慢阻肺渐进性发展及活动范围的不断缩小，给慢阻肺患者的情感和心理带来巨大的负担。

3. 哪些因素会加重慢阻肺患者的情绪问题？

（1）一个人居住或与他人互动较少，会让患者更加孤独和无助。

（2）经济压力、慢性疼痛、慢性疲劳及慢性呼吸困难等可导致情绪问题。

（3）离开工作岗位会让他们感到空虚，失去自我价值感。

（4）不得不依赖家人，给家人增加负担，他们会产生内疚和其他负面情绪。

（5）担心病情发展或恶化到生活无法自理。这种潜在的恐惧和担忧几乎是无穷无尽的，会导致极度的压力，这也是使慢阻肺症状恶化的另一个风险因素。

第六节　慢阻肺要如何治疗？

慢阻肺无法治愈，所以治疗通常侧重于控制症状、减缓疾病进展。

慢阻肺越早被诊断出来，越容易控制。目前除了服用药物，医生会告诉你要做的很多事情，如戒烟、吃好睡好、减重或增重（根据你的体重指数而定）和锻炼、接种流感疫苗和肺炎链球菌疫苗等来缓解症状（见图2-9）。

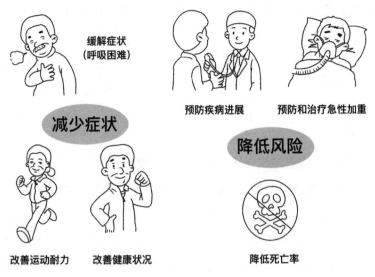

图 2-9　慢阻肺的治疗目标

1. 药物治疗如何控制症状？

只要诊断为慢阻肺，就需要进行治疗。轻度的和病情平稳的患者，只要吸入一种长效支气管舒张剂即可；如果是重度的和频繁急性加重的患者，则需要吸入混合有长效支气管舒张剂和糖皮质激素的药物。具体用药情况，医生会根据你的慢阻肺病情来调整。

对于病情恶化的患者，需要接受抗生素和全身类固醇治疗（口服或静脉注射）。还要记住，抗生素对病毒是无效的（像感冒和病毒性流感这样的疾病），所以不要强迫你的医生给你开抗生素。

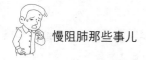

2. 如何减少药物不良反应？

（1）按照医嘱服用药物。医生会根据患者慢阻肺的严重程度和对药物的敏感性开具药物。患者要严格按照医嘱服用药物，不要随意加减药量。

（2）有不适症状随时与医生沟通。服药过程中，如果出现不适症状（如手或脚发抖、心悸或者心率加快；头晕、恶心、头痛；口干或干咳等），要随时与医生沟通。医生会根据具体情况给予相应处理，以减少不良反应发生。

3. 如何通过改变你的生活方式来缓解症状？

（1）戒烟。无论你的慢性阻塞性肺疾病进展到什么程度，戒烟都是你要做的第一件事情，因为戒烟可以防止烟草给你的肺造成更多伤害。一些患者认为没有理由戒烟，原因在于他们错误地认为肺的损害已经形成了。但是，如果继续吸烟会持续给患者的肺带来更大的破坏，吸烟时间越长，患者的肺越脏，肺功能就会越差，就越难舒适地呼吸。

（2）吃得更好。在一般情况下，你的饮食可以对你的整体健康产生有益的影响。对于超重的患者，通过科学的饮食和运动来进行减肥可以使呼吸更轻松。对于体重过轻的患者，饮食计划包含适量的蛋白质和脂肪可以帮助增加肌肉力量。

健康的饮食能增强你的免疫力——毕竟慢阻肺会使你更容易患感冒、流感和其他呼吸系统疾病。

4. 如何通过锻炼来缓解症状？

当你患有慢性阻塞性肺疾病时，肌肉力量的丧失就是一个大问题，而运动是保持肌肉强壮的唯一可靠方法。运动不能改善你的整体肺功能（至少从肺功能报告上不明显），但它可以帮助你做很多力所能及的事情。同时，锻炼也是一种很好的"抗抑郁药"，因为它可以增加你的自信和自我价值感，释放出令人感觉良好的激素。这些都会让你觉得生活很美好。

常用的呼吸康复训练包括有氧运动、抗阻训练、呼吸肌训练、咳嗽和气道廓清技术等。有氧运动要低起点、慢进阶、少变化，在主观意愿和客观能力耐受的前提下循序渐进；抗阻训练很重要，可防止肌力快速下降，肌少症人群应加强肌肉力量和肌肉耐力练习。

5. 通过接种流感疫苗和肺炎链球菌疫苗，可以缓解症状吗？

定期接种流感疫苗和肺炎链球菌疫苗，有助于减少慢阻肺的急性加重频次。

6. 如何预防和治疗并发症？

（1）预防并发症：慢阻肺患者最常见的并发症是急性加重，通常是由呼吸道感染引起的。患有慢阻肺会使你更容易受到传染病的影响，特别容易患感冒、流感和肺炎。建议慢阻肺患者每年注射一次流感疫苗，每五年接种一次肺炎链球菌疫苗。

慢阻肺患者要经常洗手以保持手卫生，并在身边放上洗手液以备不时之需，尤其是在感冒和流感季节。在当地药店或主要零售商那里可以买到含有酒精的手消毒剂，当把它们涂抹在手上时会自行蒸发。

（2）治疗并发症：慢阻肺患者常常合并心血管疾病、阻塞性睡眠呼吸暂停综合征、肺癌、贫血、骨质疏松等疾病。患者可能要去多个科室看病。合并这些疾病会导致患者的病情复杂化，服

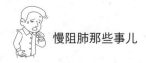

用治疗不同疾病的药物也会使治疗风险增加，如药物不良反应会增多，药物之间相互作用的机会增加。因此，要向患者的医生了解合并用药的方法，并注意定期监测肝肾功能，保证用药的安全性。

7. 如何优化你的肺功能？

（1）锻炼身体增加耐力。最大程度优化肺功能意味着要经常锻炼，其中最重要的是要规律地进行锻炼，不能三天打鱼两天晒网。当患者开始锻炼时，必须坚持下去。最好是制订一个结构化的锻炼计划，并按计划坚持每天运动。一项针对慢阻肺患者的研究表明，通过锻炼，所有慢阻肺患者的身体和精神状态都得到了改善。

运动时呼吸困难是正常现象，这并不意味着会对患者的肺部带来更大的损害，只是意味着呼吸的工作增加了。锻炼还有一个好处，就是改善患者受损的思维能力。

（2）尝试呼吸练习。慢阻肺如此可怕的原因之一是患者感觉自己不能控制呼吸，这种状态会让患者感到焦虑甚至恐慌，它会自动让患者进行浅而急促的呼吸，这会让患者感到更加焦虑或恐慌。因此，有控制的呼吸练习可以帮助患者深呼吸，安抚患者的焦虑，减少这种无法呼吸的感觉（具体的方法放在第十一章）。

（蔡茂胜　石狮市医院）

第二篇

诊断和评估篇

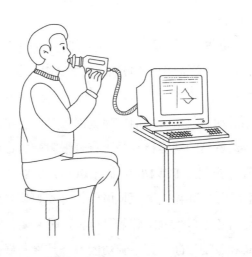

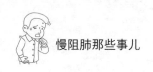
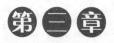

慢阻肺是如何诊断的

第一节　如何诊断慢阻肺？

1. 慢阻肺的诊断依据有哪些？

慢阻肺的主要诊断依据包括危险因素暴露史、症状、体征及肺功能检查等，排除可引起类似症状的持续气流受限的其他疾病，并通过综合分析确定。

医生在诊断慢阻肺时会重点考虑三部分：首先是否存在慢阻肺的危险因素，如前面提到的吸烟、烟雾暴露、空气污染、职业性粉尘、遗传因素等；其次是否有呼吸道症状，如慢性咳嗽、咳痰和（或）活动后气短、胸闷、呼吸困难等，但在慢阻肺早期症状轻微；最后是肺功能检查是否符合慢阻肺的诊断标准，即吸入支气管舒张剂后 FEV1/FVC 低于 70%。如果符合上面的第一点（危险因素）和第三点（肺功能），不管呼吸道症状程度如何，都要高度考虑罹患慢阻肺的可能。这时需要找呼吸专科医师进行诊断和鉴别诊断，其中肺功能检查是诊断慢阻肺的"金标准"。

2. 如何快速判断自己是否患有慢阻肺?

为了帮助更多的人更方便了解自己是否有可能罹患慢阻肺,我国的医学工作者做了很多研究。基于国人特点开发的慢阻肺人群筛查问卷(Chronic Obstructive Pulmonary Disease Screening Questionnaire, COPD-SQ)是慢阻肺多个危险因素的集成量表,更适用于我国的慢阻肺高危人群。如果得分≥16分,则罹患慢阻肺的可能性大,这时就需要进行肺功能检查进行明确(见表3-1)。

表3-1　慢阻肺自我筛查问卷

问题	回答	评分标准得分(分)
1. 你的年龄	40～49岁	0
	50～59岁	4
	60～69岁	8
	≥70岁	11
2. 你的吸烟总量(包·年)=每天吸烟(包)×吸烟(年)	从不吸烟	0
	1～14包·年	2
	15～29包·年	4
	≥30包·年	5
3. 你的体重指数(kg/m^2)=体重(kg)/身高^2(m^2)	< 18.5 kg/m^2	7
	18.5～23.9 kg/m^2	4
	24～27.9 kg/m^2	1
	≥28 kg/m^2	0
4. 没有感冒时你是否常有咳嗽	是	5
	否	0

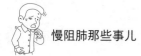
续表

问题	回答	评分标准得分（分）
5. 你平时是否感觉有气促	没有气促	0
	在平地急行或爬小坡时感觉气促	3
	在平地正常行走时感觉气促	6
6. 你主要使用生物燃料烹饪吗（生物燃料指利用生物体制取的燃料，如玉米秆、玉米芯等）	是	1
	否	0
7. 你的父母、兄弟姐妹及子女，是否有人患支气管哮喘、慢性支气管炎、肺气肿或慢阻肺	是	2
	否	0

注：每1小题只选1个最符合你的答案，参考评分标准计分，相加得总分。如果你的总分≥16分，请与呼吸科医师联系，将为你进一步检查，明确是否患慢阻肺。

举例：老王今年56岁（4分），从23岁开始吸烟，每天吸烟1包（5分），3年前开始出现轻微的反复咳嗽，咳痰少（5分），近1年来出现爬3层楼后气短，需要休息后才能继续爬楼（3分），感冒后气短就更为明显。通过上面的表格可以初步算出老王至少得17分，这时他就很有可能罹患慢阻肺了，他需要尽快到医院完成肺功能检查，并找呼吸专科医生进行明确诊断。

第二节　肺功能检查在诊断和监测慢阻肺上有什么价值?

1. 肺功能检查在慢阻肺诊断和治疗中的意义是什么?

肺功能检查是诊断慢阻肺的"金标准"。

肺功能检查是确诊慢阻肺的必要检查（见图 3-1），也是慢阻肺鉴别诊断的重要项目，是任何有咳嗽、咳痰及呼吸困难、胸闷的患者都需要进行的基本检查。同时，因症状和体征不一定能预测疾病严重程度，所以肺功能检查作为客观检查是必要的。确诊慢阻肺后，在监测病情变化、监测药物治疗效果方面，肺功能检查都有很重要的意义。

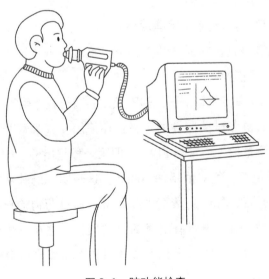

图 3-1　肺功能检查

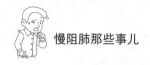

2. 肺功能检查需要注意什么？

做肺功能检查前不需要空腹，可以在饭后 1 个小时左右去做检查，但检查前 6 个小时应尽量避免吸烟，可饮用咖啡、可乐、浓茶。检查前 2 个小时应避免剧烈运动，建议检查前静坐 15 分钟，待呼吸平稳后再进行检查。肺功能检查部分项目，如支气管舒张试验，检查前 1 ~ 3 天，要在医生指导下停用感冒药、止咳药、平喘药、抗过敏药、激素类药物等。

详细告知医生自己的详细病史及个人基本信息，这有助于了解检查禁忌证和检查的影响因素。如果检查前存在呼吸困难，也应及时告知医生。

为避免限制呼吸运动，受检者检查前需要更换宽松的衣物接受检查，检查前可以先进行吹气练习。可以捏住鼻子后练习吹蜡烛或在面前用手拿一张纸练习吹气。

3. 肺功能检查包括哪些项目？

肺功能检查包括通气功能检查、支气管舒张试验、弥散功能、肺容积测定等。

4. 如何看支气管舒张试验？该试验有什么作用？

支气管舒张试验阳性的定义：在使用支气管舒张剂后，你的肺活量测量值（通常是 FEV1，即第一秒呼出的）的相对值提高 12% 或更高，绝对值增加 200mL。这表明你的肺功能有可逆性，也就是说，你的病情至少部分可以通过药物治疗逆转。通常只有少数 COPD 患者有明显的可逆性，但这在哮喘患者中更为常见。所以，在临床上也可以通过这个试验来区分慢阻肺和哮喘。

5. 弥散功能有什么作用？如何测试？

当受测者患有慢性阻塞性肺疾病时，因为肺泡被破坏，所以受测者的肺无法将氧气输送到血液中。弥散功能测定可以了解受测者的肺泡和血液之间的气体交换工作的情况。在这个测试中，医生会在受测者的鼻子上放一个夹子，而受测者的嘴唇要咬住一个叫"过滤器"的东西，受测者需要全程通过嘴来进行呼吸。受测者吸入少量（而且是安全的）一氧化碳时，屏住呼吸数到10，然后尽力将肺里的气体呼入测量一氧化碳含量的机器里。如果弥散功能明显降低，说明受测者存在严重的肺气肿，当然有时候也可能见于肺纤维化和肺血管疾病。

6. 肺容积测定有什么作用？

肺容积（见图3-2）是指受测者的肺能容纳多少空气，主要

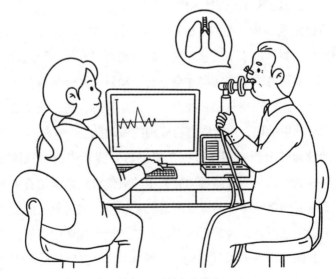

图 3-2　肺容积测定

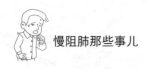

是通过两个指标进行检测。

第一个是肺总量（TLC）。这个指标意味着受测者的肺能容纳多少空气——注意和用力肺活量（FVC）的区别，后者是受测者吸饱后能呼出的最大空气量。由于慢阻肺患者有气肿，肺体积增大，所以检测的TLC通常是增多的。

另一个指标是残气量（RV）。它是指在呼气后，受测者肺里剩下的空气量。这是因为我们的肺泡在呼完气后仍然需要维持一定的形态，否则我们的肺就会完全塌陷。慢阻肺患者由于肺气肿，肺泡变大，再加上小气道排出气体困难，所以往往残气量会明显增高，通俗理解就是空气被困在肺的底部。

慢阻肺患者TLC和RV均会增高。相对而言，RV增高更明显，因此RV/TLC的值也会增高。

7. 动脉血气分析有什么作用？

动脉血气分析（ABG）检查是一种侵入性检查，也要抽血，可能会给受测者带来不适感。这个检查通常只在慢阻肺患者病情加重，需要到急诊室或病房才会进行。动脉血气分析与常规抽血不同的是，它们需要从动脉抽血而不是从静脉，通常是从受测者手腕的动脉中抽取，或者取自腹股沟的股动脉。

动脉血气分析有很多数据，能够对受测者体内的气体交换进行准确的评估。通过测量动脉血中的氧气含量来确定有多少氧气在受测者的血液中，通过受测者的血红蛋白携带氧气的能力如何，来确定受测者是否需要吸氧；通过测量动脉血中二氧化碳含量可以判断受测者的通气功能，血液pH值可以反映受测者体内环境是偏酸还是偏碱，结合其他指标可以分析是肺部导致的还是其他脏器（如肾脏）的原因。

一般情况下，动脉血气分析需要受测者在不吸氧的状态下进行。这样最能反映疾病的实际情况。如果受测者正在吸氧，那么可能需要停止 5 ~ 10 分钟，待抽完血后可以继续吸氧。

8. 肺功能检查多久做一次？

慢阻肺患者肺功能检查的频率要根据每位患者的具体情况决定。确诊为慢阻肺的患者应每年检查一次肺功能；对于急性加重的患者，在治疗后 3 个月也应进行一次肺功能检查，以评估患者的病情是否恢复。

（高广飞　无锡市中医医院）

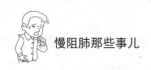

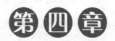

慢阻肺患者如何进行自我评估

第一节　确诊慢阻肺后，如何判断自己病情的严重程度？

慢阻肺的病情评估分为气流受限程度（肺功能）、症状评估、急性加重风险评估、其他合并症、综合评估 5 个方面，下面分别进行介绍，慢阻肺患者或家属也可以进行自我评估。

1. 肺功能如何分级？

虽然肺功能仅用气流受限严重程度不足以描述慢阻肺的全貌，但肺功能分级沿用多年，必然有其优势所在（见表 4-1）。大多数研究结果显示，肺功能分级和远期风险（如急性加重、病死率等）

表 4-1　慢性阻塞性肺疾病患者气流受限严重程度的肺功能分级

肺功能分级	气流受限严重程度	FEV1 占预计值百分比
GOLD 1 级	轻度	FEV1 占预计值百分比 ≥ 80%
GOLD 2 级	中度	50% ≤ FEV1 占预计值百分比 < 80%
GOLD 3 级	重度	30% ≤ FEV1 占预计值百分比 < 50%
GOLD 4 级	极重度	FEV1 占预计值百分比 < 30%

注：GOLD 为慢性阻塞性肺疾病全球倡议；FEV1 为第 1 秒用力呼气容积。

有良好的一致性。气流受限原本就是慢阻肺的核心。因此，肺功能分级仍是评估患者严重程度的重要指标，其地位不可替代。

当然，肺功能检查需要一定的设备仪器，要到医院或者社区卫生院进行检查，通常一年也就做 2 ~ 4 次。另外，肺功能检查仅是静态评估法，并不能反映患者的活动耐力。

2. 慢阻肺的症状评估方法有哪些？

慢阻肺的症状评估常用的方法有两种，即改良版英国医学研究委员会（modified Medical Research Council，mMRC）呼吸困难问卷和慢阻肺评估测试（Chronic Obstructive Pulmonary Disease Assessment Test，CAT）问卷。mMRC 问卷使用简便，但仅有呼吸困难程度一项指标，不够全面，与反映患者生命质量的经典圣乔治呼吸问卷（SGRQ）的相关性较差。相比较而言，CAT 问卷涵盖了症状、活动能力、睡眠和社会影响等 8 项指标，与 SGRQ 的相关性较好。

3. 通过 mMRC 问卷如何评估？

见表 4-2。

表 4-2　症状评估

呼吸困难评价等级	呼吸困难严重程度
0 级	只有在剧烈活动时才感到呼吸困难
1 级	在平地快步行走或步行爬小坡时感到气短
2 级	由于气短，平地行走时比同龄人慢，或者需要停下来休息
3 级	在平地行走 100 米左右或数分钟后需要停下来喘气
4 级	因严重呼吸困难以至于不能离开家，或在穿衣服、脱衣服时出现呼吸困难

注：0 ~ 1 级为症状少，2 级及以上为症状多。

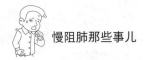
4. 通过 CAT 问卷如何评估？

由于慢阻肺研究中广泛应用的 SGRQ 条目设计比较复杂，统计方法烦琐，完成耗时较长，临床需要一种可靠、标准化的方法来评估慢阻肺对患者健康的总体影响，从而优化慢阻肺患者生活质量评估。CAT 问卷正是基于这种临床实践需求研发而成的。

CAT 问卷通常只需数分钟即可完成，患者可在候诊时或就诊前在家中完成，也适用于社区卫生机构。研究显示，CAT 问卷拥有与复杂的 SGRQ 非常相似的评估能力。

CAT 问卷共包括 8 个问题（见表 4-3），患者可根据自身情况，对每个项目做出相应评分（0 ~ 5 分），CAT 问卷分值是 0 ~ 40 分。得分为 0 ~ 10 分的患者被评定为"轻微影响"；

表 4-3　慢阻肺患者自我评估测试问卷（分）

症状	评分（分）	症状
我从不咳嗽	0 1 **2** 3 4 5	我总是在咳嗽
我一点痰也没有	0 1 2 **3** 4 5	我有很多很多痰
我没有任何胸闷的感觉	0 1 2 **3** 4 5	我有很严重的胸闷感觉
当我爬坡或上 1 层楼梯时，没有气喘的感觉	0 1 2 3 **4** 5	当我爬坡或上 1 层楼梯时，感觉严重喘不过气来
我在家里能够做任何事情	0 1 2 3 4 5	我在家里做任何事情都很受影响
尽管我有肺部疾病，但对外出很有信心	0 1 2 **3** 4 5	由于我有肺部疾病，对离开家一点信心都没有
我的睡眠非常好	0 1 2 3 4 5	由于我有肺部疾病，睡眠相当差
我精力旺盛	0 1 2 **3** 4 5	我一点精力都没有

注：数字 0 ~ 5 表示严重程度，请标记最能反映你当前情况的选项，在数字上打 ×，每个问题只能标记 1 个选项。

11 ～ 20 分的患者为"中等影响"；21 ～ 30 分的患者为"严重影响"；31 ～ 40 分的患者为"非常严重影响"。以表 4–3 为例，这位慢阻肺患者 8 个问题总得分为 24 分，属于严重影响级别。

需要明确指出，CAT 问卷不是一种诊断工具，不同于可用来确诊慢阻肺，同时评价气道阻塞程度的肺功能测量。CAT 问卷是利用科学方法建立的一种用于测量健康状况的工具。CAT 问卷和肺功能测量可互相补充，共同用于慢阻肺患者的临床评估，以确保患者获得最佳治疗。

5. 急性加重风险如何评估？

慢阻肺急性加重是慢阻肺病程中的重要风险事项，可导致患者肺功能迅速下降、生命质量下降、住院和死亡风险增高。因此，急性加重风险评估可以视为远期不良预后风险的重要评价指标。不同慢阻肺患者的急性加重频率差别很大，如果前 1 年急性加重频率 ≥ 2 次，就应提示高风险。

尽管慢阻肺急性加重有明确的定义，但急性加重的诊断完全依赖于临床症状，缺乏客观标志物，要想做到准确判断并非易事。特别是在我国，由于不少慢阻肺患者治疗不规范、认知水平低，慢阻肺患者一般不会主动向医生报告疾病的急性加重情况——即使医生主动询问，患者也难以明确回答——何况不同患者的主观感觉差别很大，不同医生对症状的理解和判断也不一致。基层医疗机构诊治不规范，抗生素和激素的使用也不规范。因此，需要改变治疗方案，即采用"是否使用抗生素和（或）全身糖皮质激素"来判断是否发生了急性加重，但这种方法似乎也不可靠。

最好的方法是慢阻肺患者养成记录自己病情变化（包括症

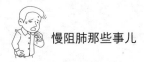
状、用药、实验室检查）的日记卡，家属也可以帮助记录。这样会更有利于医生的判断。

6. 合并症如何评估？

慢阻肺患者常见合并症有心血管疾病、糖尿病、贫血、骨质疏松、焦虑抑郁、肺癌等疾病，需综合管理。慢阻肺本身可有明显的肺外（全身）效应，包括体重下降、营养不良和骨骼肌功能障碍等。这些都可能加重患者的活动耐力，降低患者生命质量。轻、中、重度气流受限者均可发生合并症，这是影响慢阻肺患者住院和死亡风险的独立危险因素。有合并症者症状更重，需要重视和干预治疗。

7. 如何进行综合评估？

依据上述肺功能分级和对症状及急性加重风险的评估，即可对稳定期慢阻肺患者的病情严重程度进行综合评估：A 组为症状少且急性加重风险小的患者，B 组为症状多且急性加重风险小的患者，E 组为急性加重风险大的患者。初始治疗时依据综合评估分组结果选择吸入治疗药物（见表4-4）。

表 4-4　慢阻肺病情严重程度综合评估

患者综合评估分组	特征	上一年急性加重次数	mMRC 分级或 CAT 评分
A 组	低风险，症状少	0 或 1 次中度急性加重（无住院事件）	0 ~ 1 级或 < 10 分
B 组	低风险，症状多	0 或 1 次中度急性加重（无住院事件）	≥ 2 级或 ≥ 10 分
E 组	高风险	≥ 2 次中度急性加重或 ≥ 1 次住院事件	不考虑症状评分

第二节　如何进行活动耐力的评估?

活动耐力可以通过6分钟步行试验、BODE指数进行评估。

1. 什么是6分钟步行试验（6MWT）?

对于慢阻肺患者，可以采用6分钟步行试验（英文简称6MWT）来自行评估其心肺综合功能。6MWT就是患者在6分钟内行走（尽量最大速度）的距离。全球广泛的临床研究均证实，6MWT简单、经济、安全，可以较好地反映患者在日常体力活动下的运动耐量和心肺功能状态，广泛应用于几乎所有心血管疾病及慢性呼吸系统疾病的疗效和康复效果评估、预后预测等。

2. 6分钟步行试验（6MWT）如何执行?

6MWT最好在相对封闭的空间内进行（避免受干扰），可以在家中院子（农村地区），或者在小区内有直线的跑道，选择长度20～30米的平直道路（见图4-1）。起点和两端的折返点用色彩鲜艳的胶带标出。在较短的走廊中，因为转弯次数多，步行速度慢，步行距离可能会缩短。

3. 6MWT需要做哪些准备?

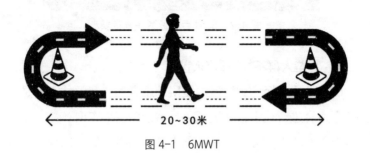

图4-1　6MWT

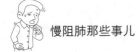
6MWT 需要准备一些简单的工具及设备：①6MWT 记录单；②计时器（或秒表）；③供患者休息的椅子；④血压计；⑤Borg 自觉疲劳评分量表（见图 4-2）。

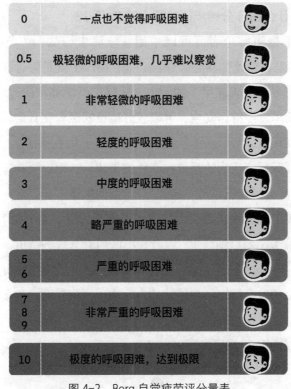

0	一点也不觉得呼吸困难	
0.5	极轻微的呼吸困难，几乎难以察觉	
1	非常轻微的呼吸困难	
2	轻度的呼吸困难	
3	中度的呼吸困难	
4	略严重的呼吸困难	
5 6	严重的呼吸困难	
7 8 9	非常严重的呼吸困难	
10	极度的呼吸困难，达到极限	

图 4-2　Borg 自觉疲劳评分量表

4. 哪些人群不能进行 6MWT ？

6MWT 适合轻度到重度的慢阻肺患者的自我评估，但是以下患者不适合进行这个自我测试（具体请向医生咨询）。

（1）有心血管方面疾病：如未控制的急性冠脉综合征、急性心力衰竭、有症状的重度主动脉瓣狭窄、严重主动脉缩窄或降主动脉瘤、急性心肌炎、心包炎或心内膜炎、心律失常、未控制的高血压、下肢深静脉血栓。

（2）有肺部疾病：如急性肺栓塞、急性呼吸衰竭、未控制的哮喘、急性感染性疾病，日常轻微活动明显受限，休息时指脉氧饱和度低于85%。

（3）有脑血管疾病：如近期有脑中风或短暂性脑缺血发作。

（4）有关节疾病：由于关节炎或关节疼痛导致行走障碍。

（5）有尚未纠正的临床情况：如严重贫血、甲状腺功能亢进、急性肝肾衰竭。

5. 慢阻肺患者进行 6MWT 检查前需要做什么准备？

6MWT 检查前的准备：受试者应病情稳定，近期无治疗药物的调整。测试当天规律饮食，餐后 2 ~ 3 小时测试为宜。测试前 2 小时内应避免剧烈活动，穿着舒适的衣物以及适宜步行的鞋子进行测试。如受试者平时步行需要使用辅助器械，如拐杖、助行器等，测试过程中应继续使用。

6. 慢阻肺患者进行 6MWT 检查时是否需要家属陪同？家属需要做什么？

在检查过程中，慢阻肺患者需要有家属或照护人员全程陪同。在进行测试前，家属先根据 Borg 自觉疲劳评分量表评估患者的呼吸困难程度和疲劳程度，记录其心率、血压、指脉氧饱和度。整个测试过程中，患者需尽可能快地沿着走廊来回走动，转弯时不要犹豫及停留；如果感到呼吸困难或疲劳，患者可以减速或停下来，也可以靠墙或要求坐下来休息；一旦症状好转，就

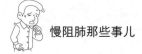
尽可能地恢复行走；测试过程中如果有任何不适，如胸痛、胸闷、呼吸困难、心悸、头晕等，随时告诉陪护者，最好立即停止测试。

7. 在 6MWT 测试过程中，家属或照护者应该如何注意自己的言语？

测试过程中，家属或照护者应以均匀的语速及平和的语气说出下列标准短语，不要使用其他鼓励的话语（或肢体语言）。如：

1 分钟后："你做得很好，还有 5 分钟。"

2 分钟后："你做得很好，继续保持，还有 4 分钟。"

3 分钟后："你做得很好，你已经完成一半了。"

4 分钟后："你做得很好，继续保持，只剩 2 分钟了。"

5 分钟后："你做得很好，还有 1 分钟了。"

最后 15 秒时："测试即将结束。当我说'时间到'的时候，你不要突然停下来，而是放慢速度继续向前走。"

8. 在 6MWT 测试即将结束时家属或照护者应该如何做？

在 6MWT 测试最后 15 秒时，家属或照护者需紧跟患者，在其 6 分钟时间到达的地方做一个标记，并嘱咐受试者放慢速度继续步行，以免运动突然停止导致心率及血压快速下降，诱发心血管不良事件。测试结束时测量并记录患者的心率、血压、指脉氧饱和度等指标；询问患者目前是否有任何不适，以及影响其行走距离的主要原因是什么。采用 Borg 自觉疲劳评分量表评估其呼吸困难程度和疲劳程度。

到达 6 分钟时，在受试者所在位置做一个标记，根据患者行走的圈数及 6MWT 结束时标记的位置，以"米"为单位，计算步行的总距离。

9. 慢阻肺患者功能损害严重程度的分层标准是什么？

在慢阻肺患者常用的综合评估指标 BODE 指数中，采用 6MWT 作为患者运动能力的评估方法，以 350 米、250 米和 150 米作为功能损害严重程度的分层标准。

10. 什么是 BODE 指数？

BODE 指数是一种较单一指标在评估慢阻肺患者预后方面更加有效的复合评分系统。BODE 指数包括体重指数（BMI）、肺功能（obstructive，指阻塞性通气障碍）、呼吸困难（dyspnea）和运动能力（exercise，用 6 分钟步行距离来表示）4 个方面，将对应的分值相加得出总分（见表 4-5）。

表 4-5　BODE 指数

变量	BODE 分值（0 ~ 10 分）			
	0	1	2	3
FEV1（%，预计值）	≥ 65	50 ~ 64	36 ~ 49	≤ 35
6 分钟步行距离（米）	≥ 350	250 ~ 349	150 ~ 249	≤ 149
mMRC 呼吸困难评分	0 ~ 1	2	3	4
BMI	> 21	≤ 21	—	—

11. BODE 分值与预后有什么关系？

BODE 分值越高，预后往往越差。

由于 BODE 指数具有良好的评估作用，目前已被用于预测慢阻肺患者生存率、预测肺减容术后的生存率，也可以作为运动耐量标准评价康复治疗效果，以及预测住院率，评价生活质量，评估病情、药物疗效等。

（沈凌　西湖大学附属杭州市第一人民医院）

第三篇

药物治疗篇

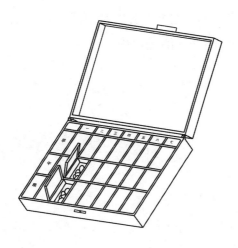

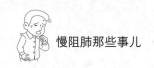
慢阻肺的治疗目标包括减少症状和减少加重风险。其中，减少症状又包括缓解症状、改善运动能力、改善健康状态；减少加重风险又包括预防疾病进展、预防和治疗加重、减少死亡。

实现上述目标，需要从药物治疗和非药物治疗两个大的方向入手。在最近30年，慢阻肺药物的研究突飞猛进，有不少非常好的药物进入临床，服务广大患者。

本篇将分为吸入药物和全身用药药物两部分进行介绍。吸入药物除了吸入治疗的原理和影响药物沉降的因素外，重点介绍各种吸入装置的使用。另外，还有雾化治疗的相关介绍。最后简单介绍吸入治疗的常见不良反应和处理。全身用药药物包括口服、皮下和静脉用药药物。这里将主要介绍化痰药物、解痉平喘药物和抗生素，同时还有用药注意事项。

第五章

慢阻肺常用的吸入药物有哪些

第一节　为什么使用好装置很重要？我们要如何使用不同的装置？

1. 临床常用的吸入药物传递装置有哪些？吸入制剂有哪些？

慢阻肺患者常用的吸入药物传递装置包括压力定量气雾剂吸入器（pressurized Metered-Dose Inhaler, pMDI）、干粉吸入器（Dry Powder Inhaler, DPI）、软雾吸入器（Soft Mist Inhaler, SMI）和储雾罐（VHC）等（见图 5-1）。

目前，临床常用的吸入制剂有压力定量气雾剂、干粉吸入

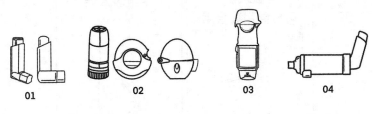

| 01 | 02 | 03 | 04 |
| 压力定量气雾剂吸入器 | 干粉吸入器 | 软雾吸入器 | 储雾罐 |

图 5-1　常用吸入药物传递装置

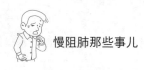

剂、软雾吸入剂三大类（见图 5-2）。

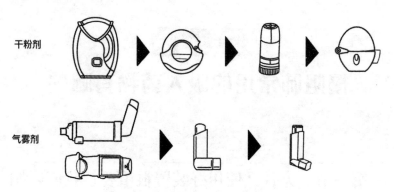

干粉剂

气雾剂

图 5-2　常用的吸入制剂

2. 压力定量气雾剂吸入器（pMDI）（见图 5-3、图 5-4）（如布地格福吸入气雾剂）如何使用？

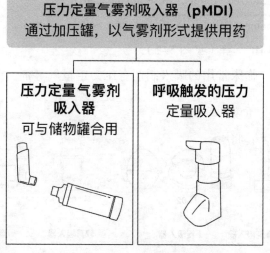

压力定量气雾剂吸入器（pMDI）
通过加压罐，以气雾剂形式提供用药

压力定量气雾吸入器
可与储物罐合用

呼吸触发的压力定量吸入器

图 5-3　压力定量气雾剂吸入器（pMDI）

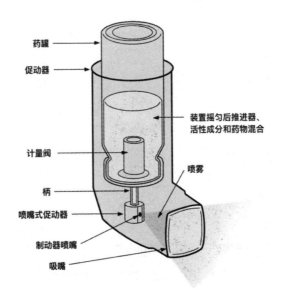

药罐

促动器

装置摇匀后推进器、活性成分和药物混合

计量阀

喷雾

柄

喷嘴式促动器

制动器喷嘴

吸嘴

图 5-4 压力定量气雾剂吸入器结构示意图

第一步：核对一下计数器确保还有药剂。

第二步：将吸嘴盖取下放置一旁，手持装置使药罐在上，并保持直立。吸入药物前需上下摇动使药物混合均匀。首次使用前必须对空喷 4 下（即预充）。

第三步：呼气。在感到舒适的情况下用口呼气，尽量将肺部气体排出（重度肺功能下降的患者可以省去这一步）。

第四步：将干粉剂吸嘴放到牙齿和嘴唇之间，用嘴唇包紧。

第五步：吸气按压。在完成呼气准备后含住吸嘴头往后仰，缓慢吸气的同时快速按压药罐顶部。吸入药物后应迅速将吸入器从口中取出，并建议屏气 10 秒左右再呼气。

第六步：缓慢呼气，但不要朝装置呼气（见图 5-5）。

第七步：漱口保存。清洁吸嘴并保持干燥，盖上保护盖。使

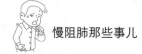

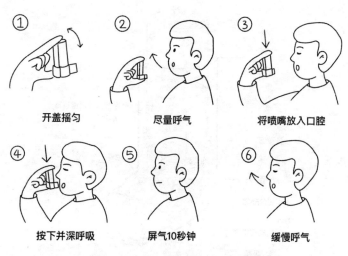

①	②	③
开盖摇匀	尽量呼气	将喷嘴放入口腔

④	⑤	⑥
按下并深呼吸	屏气10秒钟	缓慢呼气

图 5-5　压力定量气雾剂吸入器使用过程

用后用清水漱口，注意在漱口时仰起头，进行深咽喉部的漱口。

3. 使用 pMDI 可能出现的问题有哪些?

该类装置的缺点是需要手和呼吸协调。想要成功使用这个装置，在手指揿压药罐时，患者要同时匀速深吸入药物。如果太早或太晚出现吸入动作，则药物都可能沉积在口腔或喉咙后部。

此外，为了启动该装置，患者必须向下推罐。这对于一些患有严重手部关节炎的人来说可能是困难的。使用 pMDI 时的一些常见错误发生在许多手或手指疼痛的患者中：他们可能会将设备倒置以方便用拇指挤压药罐。但是，pMDI 在使用时是不能颠倒的。

近些年新发展起来的 pMDI 共悬浮递送技术（布地格福就是用了这个技术），采用新型载药技术将表面多孔的磷脂小球载体（粒径约为 3μm）按处方比例吸附药物晶体后与抛射剂一起装入容器中，使用时释放出剂量和比例恒定的气溶胶，不受吸气流速及使用前装置振摇的次数、持续时间和强度的影响。相对传统 pMDI，共悬浮递送技术 pMDI 在肺部沉积率上大大提高。

为了克服 pMDI 的不足，可以采用储雾罐方式提高使用效果。

4. 储雾罐如何使用？

对于一些高龄或者肺功能状态很差的患者，可能因为不能控制揿压动作和吸气动作的同步，喷雾速度过快导致药粉大量沉降在咽喉。若无法使用好压力定量气雾剂，则可以采用储雾罐的方式（见图 5-6、图 5-7）。

（1）核对一下计数器确保还有药剂。

（2）坐直或站直。

（3）将吸入器接口和 VHC 上的盖子取出，看一下储雾罐，确保里面没有异物，以免被误吸入气管里。

（4）保持 pMDI 直立，吹口在底部，药罐在上面。

（5）轻轻摇动吸入器约 5 秒钟。

（6）将 pMDI 的吹口放入 VHC 的橡胶密封端。

（7）远离 pMDI 和 VHC，呼气以排空肺部。

（8）将 VHC 喉舌放在嘴唇和牙齿之间。

（9）将嘴唇紧紧密封在 VHC 喉舌周围。

（10）按下 pMDI 的顶部一次以启动药物和释放气溶胶喷雾。

（11）开始缓慢呼吸 3～5 秒，直到肺部充满空气。

（12）从嘴唇上取下 VHC 吹嘴。

（13）屏住呼吸长达 10 秒或尽可能长的时间。

（14）缓慢呼气，不要朝装置呼气。

（15）休息 20～60 秒，然后漱口。

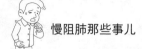

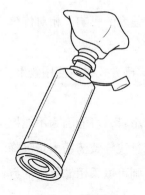

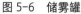
图 5-6　储雾罐

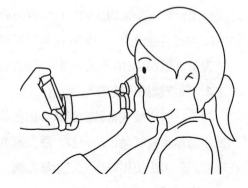
图 5-7　操作示意图

5. 储雾罐的优势有哪些？

（1）减少吸入—挤压不协调的现象。

（2）较大的颗粒会沉积在储雾罐的壁上，故可以选择性地清除较大的颗粒。

（3）减少喷雾的速度，减少药物颗粒在咽喉壁的沉积。

（4）指导患者更好地吸入气流。

6. 储雾罐日常如何维护？

储雾罐必须在首次使用前清洗并定期清洁，这是因为它们可能被微生物污染。建议每周清洗一次，但不应在洗碗机中清洗。建议使用家用洗涤剂数滴，然后在 25 ~ 35℃的清水中进行清洁。储雾罐的寿命为 6 ~ 12 个月，因此应该定期更换，至少每年一次。另外，储雾罐不应包裹在布中存放。

7. 储雾罐日常清洗步骤是什么？

（1）在当天的最后一次使用后将储雾罐进行拆卸。

（2）浸入含有几滴家用洗涤剂的温水中。

（3）在水中摇动零件，浸泡15分钟。

（4）用温水冲洗零件上的洗涤剂水，包括吹嘴。

（5）不要冲洗或摩擦零件的内表面。

（6）将所有部件放在干纸巾上并风干。

（7）重新组装零件并确保安装正确。

（8）每次清洁和干燥后以及使用前，用pMDI喷入储雾罐1～2次而不吸入气雾剂。

8. 如何使用软雾吸入器（见图5-8）?

第一步：准备。保持防尘帽处于关闭状态，按照吸入器上的箭头方向旋转透明底座直到发出"咔嗒"声（旋转半周）。

第二步：呼气。打开防尘帽，缓慢充分呼气。

第三步：吸气按压。用嘴含住吸嘴末端，在用嘴缓慢深吸气的同时，按压药物释放按钮，然后尽量缓慢而持续地吸入药物。完成吸气后将吸嘴取出，并立即屏气5～10秒钟（可耐受的最长时间）。重复旋转、打开和按压的步骤，共吸入2揿。

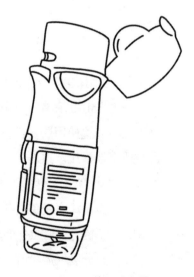

图5-8　软雾吸入器

第四步：漱口保存。清洁吸嘴并保持干燥，盖上保护盖。使用后请用清水漱口，注意在漱口时仰起头，进行深咽喉部的漱口（见图5-9）。

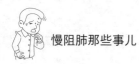

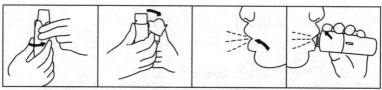

1. 将透明底座按照标签箭头指示方向旋转半周直至听到"咔嗒"声　2. 完全打开防尘帽　3. 尽可能充分呼气　4. 将装置指向咽喉后部，压给药按钮并缓慢、尽可能长时间吸气

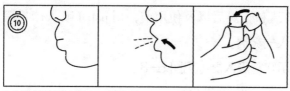

5. 在停止吸气后，将吸嘴移开嘴唇，尽可能地屏气 10 秒钟　6. 缓慢呼气　7. 关闭防尘帽

图 5-9　软雾吸入器操作步骤

9. 使用软雾吸入器的注意事项有哪些？

当然 SMI 也存在一些缺点，需要慢阻肺患者在使用时注意。首先是本装置使用前要进行组装，将储药筒放入底座，放的过程需要适当地推压。这对于一些手腕不够灵活或手腕关节疼痛的患者会有些影响，他们可能难以将储药筒推入底座。在使用过程中，我们需要注意避免一些常见的错误方法。

（1）不能充分呼气，且呼气时朝向装置。

（2）充分吸气后没有屏气至少 10 秒。

（3）在按压药物释放按钮时没有缓慢地深吸气。

（4）没有垂直拿着吸入器。

（5）没有转动底座朝向箭头直到无法转动卡住为止。

10. 如何使用干粉吸入器（DPI）？

（1）准纳器：以沙美特罗替卡松粉吸入剂为例（见图 5-10）。

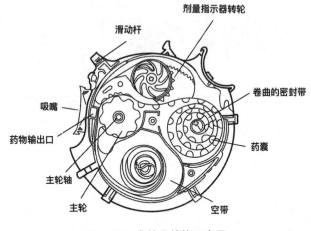

图 5-10　准纳器结构示意图

　　第一步：打开。一手握住外壳，另一手的拇指放在拇指柄上向外推动直至完全打开鱼嘴形的吸嘴。

　　第二步：上药。向外推动滑动杆，直至发出"咔嗒"声。

　　第三步：呼气。在感到舒适的情况下用口呼气，尽量将肺部气体排出（切记不要对着准纳器呼气）。

　　第四步：吸入。平拿准纳器，将吸嘴放入口中，深深地、平稳地吸入药物。吸入药物后应迅速将吸入器从口中取出，并屏气10秒钟左右才可以呼气。

　　第五步：复位漱口。用拇指将手柄往后拉，当发出"咔嗒"声时表示准纳器已经关闭，滑动杆将自动复位。使用完毕后，进行漱口。注意在漱口时仰起头，进行深咽喉部的漱口（见图5-11）（计数窗显示剩余药量，当数字变成红色时提示你的药物快使用完）。

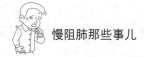

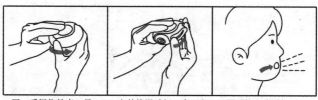

1. 用一手握住外壳，另一手的大拇指放在拇指柄上向外推动直至完全打开

2. 向外推滑动杆，直至发出"咔嗒"声

3. 尽可能充分呼气

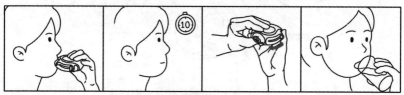

4. 平稳用力吸气

5. 在停止吸气后，将吸嘴移开嘴唇，尽可能地屏气10秒钟，之后缓慢呼气

6. 关闭滑动杆

7. 使用完毕后，进行漱口

图 5-11　准纳器操作步骤

（2）都保：以布地奈德福莫特罗吸入粉雾剂为例（见图 5-12）。

第一步：打开。旋松装置拔出瓶盖。

第二步：装药。一只手拿着红色底座，另一只手握住白色中间部分，转动红色底座，将红色底座向任意方向旋转。当听到"咔嗒"声后，再反方向旋转到底，这时就完成装药。

第三步：呼气。将都保远离口鼻，在感到舒适的情况下用口呼气，尽量将肺部气体排出。

第四步：吸入。用双唇包住吸嘴用力且深长地吸气。吸入药物后应迅速将吸入器从口中取出，并屏气10秒钟左右才可以呼气（因都保底部有个通气孔是动力来源，吸入时切记不能堵住），吸入药粉时最好握住瓶身。

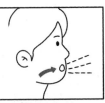

1. 旋松并拔出瓶盖　2. 拿直装置，握住红色旋柄部分和都保中间部分，向某一方向旋转到底，再向其反方向旋转到底，即完成一次装药，在此过程中会听到一次"咔嗒"声　3. 尽可能充分呼气

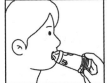

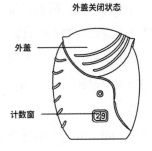

4. 平稳用力吸气　5. 在停止吸气后，将吸嘴移开嘴唇，尽可能地屏气10 秒钟　6. 缓慢呼气　7. 关闭装置

图 5-12　都保操作步骤

第五步：漱口保存。吸入完毕后记得擦拭装置，盖上瓶盖（不要再旋转红色底盘），方便下次使用。请大家不要忘记漱口。

（3）易纳器：以氟替美维吸入粉雾剂为例（见图5-13）。

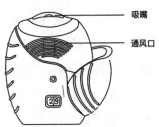

图 5-13　易纳器结构示意图

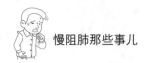

第一步：打开上药。向下打开盖子，直至听到"咔嗒"声。当你看到计数减少1时表明药物已经释放可以开始吸入。

第二步：呼气。将易纳器远离口鼻，在感到舒适的情况下用口呼气，尽量将肺部气体排出。

第三步：吸入。将嘴唇紧紧包住吸嘴，长长地、平稳地深吸一口气。将易纳器从口中撤出，同时尽可能长时间地屏住呼吸，之后恢复正常呼吸（尝不到药味是正常情况，不用再吸一次）。

第四步：漱口保存。用完后需将盖子往上滑，直到盖住吸嘴。最后记得用清水漱口。

（4）吸乐：以噻托溴铵粉雾剂为例（见图5-14）。

第一步：放药。掀开防尘帽和吸嘴，将胶囊放入胶囊腔，合上吸嘴并听到"咔嗒"声。

第二步：刺破胶囊。完全按压刺孔按钮一次（最好只按一次，多按的吸入效果反而会差），然后松开。

第三步：呼气。在感到舒适的情况下用口呼气，尽量将肺部气体排出（但不要对着装置吸嘴吐气）。

第四步：吸入。紧紧含住吸嘴，缓慢深吸气。吸入药物后应迅速将吸入器从口中取出，并建议屏气10秒钟左右才可以呼气。

第五步：漱口保存。打开吸嘴，倒出胶囊壳，关闭吸嘴和防尘帽保存。使用完毕后，进行漱口。建议早晚刷牙前使用，注意在漱口时仰起头，进行深咽喉部的漱口。

吸乐装置要每个月清洁一次，将防尘帽、吸嘴、基托全部打开，用水淋洗干净，敞开晾干24小时。

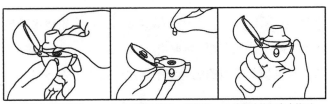

1. 打开防尘帽和吸嘴　　2. 从包装中取出一粒胶囊　3. 将刺孔按钮完全按下一
　　　　　　　　　　　　　放于胶囊腔，合上吸嘴直　　次，然后松开
　　　　　　　　　　　　　至听到"咔嗒"声

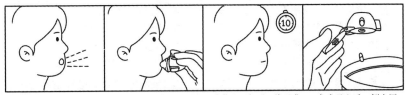

4. 尽可能充分呼气　5. 平稳用力吸气　6. 在停止吸气后，将吸嘴　7. 完成吸入后，倒出用
　　　　　　　　　　　　　　　　　　　移开嘴唇，尽可能屏气　　过的胶囊，关闭吸嘴和
　　　　　　　　　　　　　　　　　　　10秒钟，之后缓慢呼气　　防尘帽，保存

图 5-14　吸乐操作步骤

（5）比斯海乐：以茚达特罗格隆溴铵吸入粉雾剂为例。

第一步：放药。首先需要打开吸入器帽盖，将胶囊从包装内取出放入吸入器中的吸入室内。关闭吸入器时听到"咔嗒"声提示吸入器已关紧。

第二步：上药。胶囊放置完成后要垂直握住吸入器，吸入口朝上，同时稳定地挤压两侧的刺针按钮将胶囊刺破。刺针按钮挤压一次后松即可。

第三步：吸入。吸入药物前建议先深呼气，然后将吸入器的吸入口放入嘴内，同时嘴唇要紧闭。吸入药物时要用力、深深地、平稳地吸气（药物被吸入肺部后患者可感觉有甜香味，这种情况多说明药物已被完全吸入）。吸入药物后应迅速将吸入器从口中取出，并建议屏气 10 秒钟左右再呼气。

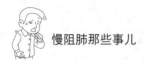

第四步：漱口保存。上述步骤完成后，建议用清水漱口。另外，需要将吸入器中的空胶囊取出，然后关上吸入口，盖上帽盖。

11. 各类吸入装置的优势与不足是什么（见表5-1）？

表5-1　各类吸入装置的优势与不足

分类	优势	不足
压力定量气雾剂吸入器 pMDI	小巧便于携带 多剂量装 可定量吸入 药物种类多	手口眼协同性要求高 使用溶液型时必须在按压罐体的同时进行吸气 口咽部沉积率高
干粉吸入器 DPI	小巧便于携带 多剂量装 呼吸驱动	多数装置对潮湿环境敏感，容易受潮 需用力吸气 不适用于紧急情况 装载操作复杂
软雾吸入器 SMI	简单便携 对吸力要求较低 微细颗粒比例高 肺部沉积率高	对患者的手口协调操作有一定要求 非呼吸驱动 装置费用较高
小容量雾化器 SVN	可用于任何年龄和急性疾病 无须特殊的吸入技术	便携性差 有噪声 治疗时间长 昂贵

12. 慢阻肺患者要如何正确选择吸入装置呢？

临床工作中，医生可根据患者吸气力量和手口协调能力给患者选用吸入装置，主要标准如下：

吸气力量和手口协调好：可根据患者喜好，选择DPI或pMDI。

吸气力量尚可和手口协调差：可选择DPI或SMI。

吸气力量差和手口协调好：可选择pMDI或SMI。

吸气力量和手口协调均较差：可选择pMDI+储雾罐或雾化器或SMI。

第二节　关于雾化吸入，我们需要知道什么?

1. 雾化器有几种?

雾化器可以简单地分为小剂量雾化器（Small Volume Nebulizer，SVN，又称喷射雾化器）、手动雾化器、医用雾化器和湿式雾化器。喷射雾化，根据驱动气体不同又分为氧气雾化泵和空气压缩雾化泵，是临床上最常用的气溶胶发生装置。典型的雾化器设备包括加压气体源、流量计、氧气管、药杯、接口或面罩、生理盐水和处方药。喷射雾化器的雾化时间为 10 ~ 25 分钟，具体取决于用于驱动喷雾器的气流速度（见图 5-15）。

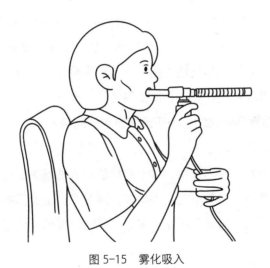

图 5-15　雾化吸入

2. 喷射雾化器的适应证是什么?

临床上，慢阻肺患者应用喷射雾化器通常以支气管舒张剂、

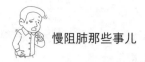

糖皮质激素为主。雾化抗生素仅合并支气管扩张，有大量脓痰的患者可以使用，且需要在医院内使用。另外，不推荐雾化使用化痰药物，如氨溴索、乙酰半胱氨酸，因为这样有可能诱发支气管痉挛。

3. 喷射雾化器的优点和缺点有哪些？

优点：产生的雾粒比超声雾化更小，一般在 2 ~ 4 μm，可深入肺部，能被咽喉、气管、支气管和肺泡轻松吸收，安全舒适。该雾化方式可以实现一人一个雾化吸入器，避免了交叉感染。该雾化形式药物基本不需稀释，一般 2 ~ 8mL，雾量小，治疗时间短，患者更容易耐受。

缺点：喷射雾化存在一定的剂量丢失，如雾化液不可能完全用完，最终会在药液池中残留一部分（最多可达 34%）；在喷射过程中会散发到周围环境（最多可达 44%）；约 11% 因为雾化颗粒较大（直径 > 5 μm），难以到达肺部，最终可能只有 11%到达肺部。正因为雾化治疗的肺部沉积率偏低，所以对于大多数慢阻肺患者并不是在家中长期使用的常规推荐。

4. 超声雾化器的使用应该注意哪些问题？

超声雾化器也存在一些缺点，需要慢阻肺患者在使用时注意。

（1）不宜长时间使用。对于有缺氧或者低氧血症的慢阻肺患者，因为超声雾化器不能提供氧气，同时它产生的气溶胶的密度大，吸入后气道内氧分压相对偏低。所以，要慎重使用或不能长时间使用。

（2）有些药物不适合用超声雾化。由于超声的剧烈震荡可使雾化容器内的液体加温，这对某些药物如含蛋白质或肽类的化合物可能不利；超声雾化对混悬液（如糖皮质激素溶液）的雾化效果不如喷射雾化。因此，不建议使用此类雾化器的临床常用药物有布地奈德、氨溴索、α－糜蛋白酶、地塞米松。

（3）交叉感染可能性大。超声雾化器在使用过程中，患者的分泌物容易沿螺纹管进入雾化杯，如不能做到充分消毒或一人一机，则很容易发生交叉感染。

（4）超声雾化器成本较高，而且是机械产品，有可能存在操作不当的情况，对于老年人这个问题会更加严重。

另外，不管是哪种雾化吸入，目前在国内，由于缺少某些雾化用的长效支气管舒张剂溶液，如长效胆碱能拮抗剂（LAMAs）溶液和长效肾上腺素能激动剂（LABAs）溶液，限制了雾化吸入在治疗慢阻肺患者中的疗效。

5. 什么样的患者推荐使用雾化器？

（1）尽管给予足够指导和培训，仍无法以最佳方式使用pMDI 或 DPI 的患者，如那些住院后或因一些慢性疾病而虚弱无力，无法手口协调使用 pMDI 的患者，或者不能产生足够的吸气流量，用于从 DPI 有效递送气雾剂的患者。

（2）有认知障碍的患者，如阿尔茨海默病患者，智力残疾或意识改变患者，会妨碍有效使用手持吸入装置。

（3）由于关节炎、帕金森病或中风，或者由于神经肌肉疾病而导致严重疼痛或肌肉无力的患者。

（4）经过充分使用干粉吸入器或定量喷雾吸入器，症状仍无法得到充分改善的患者。

（5）使用干粉吸入器或定量喷雾吸入器的依从性不好，且偏好使用雾化器的患者。

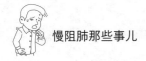

6. 雾化器如何使用?

不论是哪种雾化方式,通常的使用顺序如下:

(1)在准备雾化器之前将手洗干净。

(2)将雾化器放置在坚固的表面,检查压缩机里的空气滤过器,确保干净。

(3)将待吸入的药物混合,然后放入贮液罐,再加入生理盐水将贮液罐中的药物稀释至 4 ~ 6mL。

(4)连接好机器,将喷嘴或面罩与患者相连,喷嘴放入患者的口中,用牙齿咬住;如果用面罩,要将面罩轻压在脸上。

(5)打开机器,调节气体的流量(常用 8L/min)。

(6)嘱患者缓慢呼吸(正常潮气量),间隔定时做深吸气到肺总量时可屏气 4 ~ 10 秒钟。

(7)持续雾化时间约 15 分钟。

(8)观察患者雾化吸入后的效果及副作用。

(9)雾化结束后立即漱口,同时用清水清洗雾化器,晾干后储存到干净的阴凉处。

7. 雾化时需要注意什么?

雾化治疗虽然看似简单,但是其中也有不少讲究。对于需要在家中长期雾化的患者及家属,要注意以下事项,才能更好地使用雾化治疗控制病情,同时减少不良反应。

(1)雾化前半小时尽量不进食,避免雾化吸入过程中气雾刺激引起恶心、呕吐等消化道不良症状。

(2)雾化前先漱口,清除口腔内分泌物、食物残渣。

(3)雾化前避免使用油剂和面霜涂抹面部。

（4）雾化前先进行最佳呼吸方式训练：用嘴深吸气，用鼻子慢呼气，这样可使药液充分吸收。这也是影响药物吸收最关键的环节。

（5）雾化前雾化液要保持适宜温度，特别是冬天天气寒冷时，要将雾化液先加热到 35 ~ 40℃，这样可以避免过冷的雾化液吸入气道后诱发支气管痉挛。

（6）雾化过程中应该保持坐位或半卧位，将雾化瓶的含嘴含在嘴里或用雾化面罩完全覆盖口鼻，开启雾化机，打开喉咙深呼吸，让气体在体内停留2秒左右，再进行呼气。

（7）雾化过程中如果出现呛咳或者气管痉挛导致呼吸困难加重，要及时停止雾化，观察情况，并及时和医生沟通。

（8）吸入激素的主要副作用集中在口咽部，如声音嘶哑、霉菌感染等。雾化后应充分漱口，用面罩者应再予以洗脸。

（9）为更好地排痰，建议慢阻肺患者在雾化结束后自主排痰，或者由家属或护理人员行叩背排痰。

8. 哪些药不可以用来雾化？

不是所有的溶液都可以用于雾化的。非雾化吸入制剂用于雾化吸入治疗属于超说明书用药，在某些地方应用比较普遍，但存在较大的安全隐患，故不推荐以下使用：

（1）不推荐以静脉制剂替代雾化吸入制剂使用，如氨溴索注射液。

（2）不推荐传统"呼三联"方案（地塞米松、庆大霉素、α-糜蛋白酶）。

（3）不推荐雾化吸入中成药。

（4）因无雾化吸入剂型而不推荐使用的其他药物还包括抗病

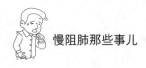

毒药物、干扰素、抗生素。

9. 慢阻肺最常用的雾化药物有哪些?

（1）吸入性糖皮质激素（ICS）：布地奈德、丙酸倍氯米松、丙酸氟替卡松等。

（2）短效β2受体激动剂（SABA）：特布他林、沙丁胺醇等。

（3）短效胆碱M受体拮抗剂（SAMA）：异丙托溴铵、复方异丙托溴铵等。

（4）黏液溶解剂：吸入用乙酰半胱氨酸。

10. 上述药物如何组合?

这些药的组合有以下方式，当然具体组合要根据医嘱进行调整。

常用雾化联合方案：

两联：①SABA+SAMA；②ICS+SABA；③ICS+SAMA；④乙酰半胱氨酸+ICS；⑤乙酰半胱氨酸+SAMA；⑥乙酰半胱氨酸+SABA。

三联：①ICS+SABA+SAMA；②ICS+SABA+乙酰半胱氨酸；③ICS+SAMA+乙酰半胱氨酸。

四联：ICS+SABA+SAMA+乙酰半胱氨酸。

第三节　吸入治疗有什么不良反应? 要如何预防和处理?

1. 吸入药物的不良反应有哪些?

（1）口腔念珠菌感染。这是较为常见的不良反应，主要见于吸入含有糖皮质激素药物的患者。症状主要是咽痛和口腔疼痛，家属和看护者让患者张开口腔后可以观察到口腔和咽喉部黏附白色斑块。

（2）口干。吸入抗胆碱能药（如噻托溴铵或异丙托溴铵）时，有可能出现口干。这是因为此类药物会减少口腔唾液腺的分泌。

（3）心悸、双手震颤。这一类不良反应主要见于使用肾上腺素受体激动剂的患者，如使用沙丁胺醇和特布他林的患者，通常在用药剂量偏大的情况下出现。

（4）排尿困难。此类不良事件主要见于有前列腺增生病史的老年男性，而慢阻肺患者又多为老年男性，所以要特别注意此类不良事件。

（5）治疗矛盾现象。吸入治疗还容易发生少数患者在雾化治疗后支气管没有舒张，反而诱发支气管痉挛的现象，被称为"治疗矛盾现象"。产生的可能原因包括：雾化液非等张溶液、雾化液中的防腐剂或稳定剂诱发、雾化温度过低、患者对雾化液过敏等。

2. 上述不良反应如何预防？

（1）口腔念珠菌感染（见图 5-16）。在吸入治疗后立即进行充分漱口，推荐采用 3+2 的方式，即用温开水漱口，漱口时需要

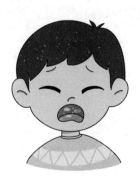

图 5-16　口腔念珠菌感染

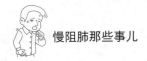

仰头让温水充分接触咽后壁和咽喉两侧，然后吐掉。这样的动作需要重复3次。之后，再按同样动作漱口2次后咽下去。

当发生口腔念珠菌感染时，可以不用停止吸入治疗，除非咽痛症状明显。吸入治疗后进行完整漱口动作，同时可以购买制霉菌素涂抹口腔（压成粉末，温水搅拌，棉签涂抹）。

（2）口干。正确漱口，同时适当地多喝水可以缓解症状。

（3）心悸、双手震颤。可以在雾化液中减少肾上腺素受体激动剂剂量，同时采用正确的吸入方式，及时漱口。短效肾上腺能激动剂药物每天不应使用超过6次，长效的药物（如沙美特罗）也需要严格执行每12小时吸入1次（福莫特罗由于药物特性不同，可以多次使用）。

（4）排尿困难。有前列腺增生病史的患者，可以采用小剂量的胆碱能受体拮抗剂。一旦发生严重排尿困难，要停用此类药物。

（5）治疗矛盾现象。临床一旦出现"治疗矛盾现象"，应积极寻找原因，同时注意避免使用含防腐剂的雾化药液。需要提醒患者由于雾化液的蒸发导致温度降低，雾化时应将雾化器牢牢握在手中。

（林火　石狮市医院）

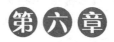

慢阻肺如何全身用药

第一节 慢阻肺日常口服治疗药物有哪些？需要注意什么？

慢阻肺药物治疗主要依靠吸入药物治疗（见第五章），口服药物治疗仅是辅助治疗，包括茶碱类药物、全身糖皮质激素、磷酸二酯酶–4（PDE–4）抑制剂、化痰药物、镇咳药物。

1. 茶碱类药物包括哪些类型？

茶碱类药物有口服和静脉两种类型。口服药物有氨茶碱片和茶碱缓释片，具有一定的支气管舒张作用。由于其价格便宜，所以在我国应用非常广泛。但随着吸入制剂的更新换代，且茶碱类药物的疗效远低于吸入药物，因此其临床应用地位不断下降。

2. 茶碱类药物有哪些不良反应？

茶碱作为一种非选择性磷酸二酯酶抑制剂，有不少的毒性反应。主要分成三大类：①心血管系统方面，主要是会诱发心动过速；②神经系统方面，主要有精神兴奋、失眠，有癫痫病史的患者会诱发癫痫发作；③消化系统方面，主要有恶心，呕吐。这些

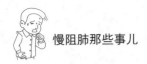

毒性反应是有剂量依赖性的，剂量越大反应越大。

3. 茶碱类药物的毒性与哪些因素有关？

茶碱类药物的毒性还与年龄、肝脏疾病、充血性心力衰竭有关——年龄越大所需剂量越小。另外，茶碱类药物在与某些其他药物联用的情况下，可能会导致自身药物浓度水平升高，增加毒性反应的风险。例如，茶碱与大环内酯类药物（如红霉素、阿奇霉素）和喹诺酮类药物（如左氧氟沙星、莫西沙星）联用时，可能会增加毒性反应发生的风险。

因此，慢阻肺患者在服用茶碱类药物（包括含有茶碱类药物的复方制剂，如复方甲氧那明）时，要非常谨慎，向医生详细了解服用的注意事项；一旦出现不良反应要立即停药，并到医院进行相关检测（如心电图、肝肾功能）。

4. 糖皮质激素类药物有哪些剂型？长期使用有哪些危害？

目前治疗慢阻肺的糖皮质激素主要是吸入剂型，全身使用（如口服）通常只在急性加重时，且只建议短程使用（1～2周）。长期使用带来的危害远大于受益，包括血压增高、血糖增高、感染风险增加、骨质疏松等。

5. 化痰药物有哪些？其中慢阻肺患者常用哪种？

化痰药物根据类型大致可以分为溴己新、氨溴索、桉柠蒎、N-乙酰半胱氨酸（NAC）、羧甲司坦、福多司坦。慢阻肺患者的气道内产生大量黏液分泌物，可促使其继发感染，并影响气道通畅，应用祛痰药有利于气道引流通畅，改善肺功能。其中，最为常用的是N-乙酰半胱氨酸或羧甲司坦等既有祛痰，又有抗氧化作用的药物。

6. 还有哪些药物可以治疗慢阻肺？使用时应该注意什么？

非激素类抗炎药——PDE-4抑制剂，目前可以选用的药是罗氟司特。口服罗氟司特1次/天，它适用于使用三联吸入制剂仍控制不佳的患者。需要注意的是，在治疗期间需监测体重，低体重患者避免使用；抑郁症状患者慎用；罗氟司特与茶碱不应同时应用。

7. 细菌溶解产物在什么情况下使用？

细菌溶解产物能够降低慢阻肺急性加重的严重程度和频率，建议在有反复呼吸道感染的慢阻肺患者中使用。

第二节　如何正确服药，提高用药依从性？

临床工作中，经常发现不少慢阻肺患者没有持续规律用药，还有些患者用药方法错误。这些都会使患者的症状不能得到有效控制，且让患者处于急性加重的风险之中。结果是，慢阻肺患者可能要反复住院，增加支出，也给家人增添了很多烦恼。

对于记录药物、剂量和时间有困难的慢阻肺患者，应该怎么办？

（1）每次去看医生时都要带一张日常所用药物的清单，写下每种药物服药的频率及每次的用量。

（2）询问护士或医生要如何服药。使用说明可能会印在处方瓶，也有可能在单子上，但老年患者可能面临阅读和理解障碍的问题，因此，最好当面向医护人员咨询用药的方法及用药的禁忌等。

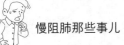

（3）询问医生服药的顺序。特别是如果使用一个以上的吸入器，医生可能会让患者先吸入某一种药。如果患者记不住，则可以用记号笔在药盒上写上1、2这样的顺序。

（4）向家人寻求帮助。患者的配偶或其他亲戚可以提供帮助，督促患者在什么时候吃什么药。

（5）使用药盒可以提醒患者不漏服（见图6-1）。如果患者需要一天吃好几次药，那么就买一个药盒，有单独的隔层，分别是上午、下午和晚上服用。

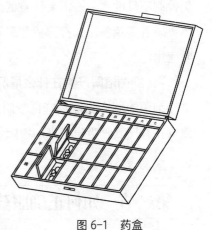

图6-1 药盒

（6）设定闹钟或手机闹铃提醒用药。一些慢性阻塞性肺疾病药物应该在一天中的特定时间服用。如果患者记不住自己的时间、剂量，就使用计时器或闹钟来提醒患者。

（7）不要试图"弥补"错过的剂量。当患者某一次药物忘记服用，在下一次增加剂量对患者没有益处。相反，过大剂量的药物有可能会加重副作用。

（8）使用日历来记录何时需要补充。弄清楚患者的药何时就快用完了，在日历上写个提醒，提前到医疗机构去买药（通常在一周内去配药）。

（沈凌　西湖大学附属杭州市第一人民医院）

第四篇

非药物治疗篇

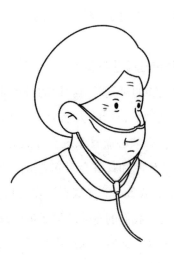

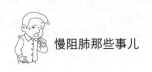

第七章

慢阻肺患者如何吸氧

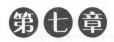

第一节 氧气对慢阻肺患者的重要性是什么?

1. 我们为什么需要氧气?

氧气对人类的生存至关重要。当我们呼吸时,我们的肺部会吸入氧气并通过血液将其输送到我们身体的各个组织和细胞中,维持身体的正常功能。

2. 缺氧会对人体造成哪些危害?

当我们无法获得足够的氧气时,我们的身体会出现一系列问题。氧气不足可能导致缺氧,影响大脑会出现头痛、意识模糊、谵妄、惊厥乃至昏迷,影响心血管系统会导致心动过速或过缓、心绞痛、低血压,影响代谢和肾脏会引起乳酸酸中毒、水钠潴留等(见图7-1),严重的缺氧可能导致意识丧失甚至死亡。

所以,我们需要确保我们的身体获得足够的氧气。在一些特殊情况下,如高海拔地区、某些疾病或手术后,人们可能需要额外的氧气供应来满足身体的需求。

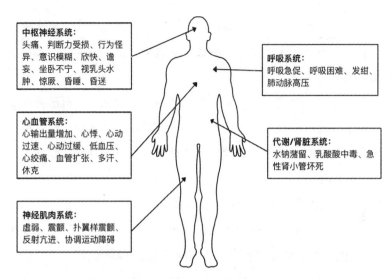

图 7-1 缺氧造成的身体并发症

3. 如何简单地判断身体是否缺氧?

（1）观察症状和体征。缺氧可能伴随一系列症状，包括呼吸急促、气短、胸闷、头晕、乏力、嘴唇和指甲床呈青紫色等。如果你有这些症状，可能需要进一步检查。

（2）使用脉搏氧饱和度仪（见图 7-2）。脉搏氧饱和度仪是一种简单的设备，通过夹在手指上或放在耳垂上测量氧气饱和度。正常情况下，氧气饱和度应该在 95% 以上。如果你的氧气饱和度低于 90%，表示可能存在缺氧问题。

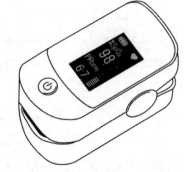

图 7-2 脉搏氧饱和度仪

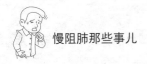

（3）进行血气分析。医生可以通过进行动脉血气分析来确定血液中的氧气水平。这是一种较为准确的方法，但需要专业设备和技术进行实施。

请记住，这些方法只是初步的评估，如果你怀疑自己存在缺氧问题，最好还是咨询专业医生进行详细检查和确诊。医生可以根据你的症状、体征和实验室检查结果，做出准确的诊断并制订相应的治疗计划。

4. 如何判断患者是否需要吸氧？

（1）观察症状。呼吸急促、气短、胸闷、嘴唇和指甲床发绀（青紫色）等症状可能表明患者体内氧气水平较低。

（2）测量脉搏血氧饱和度（SpO_2）。使用脉搏血氧饱和度仪可以测量患者的氧饱和度。正常情况下，氧饱和度应该在95%以上。如果患者氧饱和度低于90%，可能需要吸氧治疗。

（3）进行动脉血气分析。通过进行动脉血气分析，可以直接测量患者动脉血氧分压（PaO_2），如果 PaO_2 低于 70mmHg，可能需要吸氧治疗。

（4）评估活动耐受能力和症状严重程度。医生会评估患者的日常活动能力、呼吸困难程度及其他症状的严重程度，如气促、咳嗽和痰液。这些因素也可以作为判断是否需要吸氧治疗的依据之一。

需要注意的是，以上方法只是初步评估的指标，不能替代医疗专业人员的判断。如果你怀疑自己或他人需要吸氧，最好咨询医生或就医进行详细的评估和建议。医生会根据患者的具体情况，制订适合的吸氧治疗方案。

第二节　关于吸氧的装置，你知道多少?

1. 氧气输送的装置有哪些?

目前常用的家用氧气储存装置有三种（见图 7-3 至图 7-5），即流量控制器和制氧机、氧气罐或氧气袋、液态氧气储存器。最常用的氧气输送装置是鼻导管，使用一种又长又细的软管连接你的氧气机或氧气罐；软管在末端分成两部分，形成一个环，环的顶部有开口的尖头正好能塞进吸氧者的鼻孔；把耳圈的两边盖在耳朵上帮助保持小孔到位。

氧疗会使吸氧者的口鼻变干，需要在你的制氧机上添加加湿器（通常制氧机都有配置）以减轻这些影响。

在吸氧者戴上套管之前，一定要调整氧气流量，慢阻肺患者日常使用建议流量调至 2 ~ 3 升 / 分。

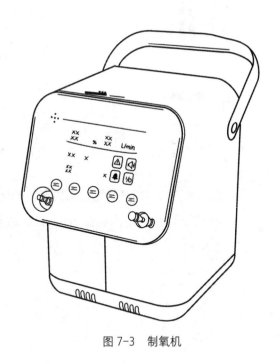

图 7-3　制氧机

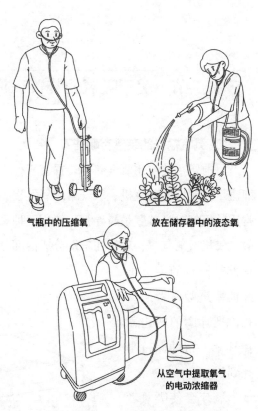

气瓶中的压缩氧　　　　放在储存器中的液态氧

从空气中提取氧气
的电动浓缩器

图 7-4　氧气吸入器　　　　　图 7-5　氧气输送装置

2. 做了气管切开的慢阻肺患者，如何吸氧？

有气管切开的慢阻肺患者，可以通过气管造口管输送氧气（见图 7-6）。

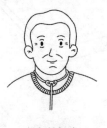

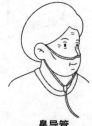

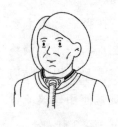

经气管氧疗　　　　　　鼻导管　　　　　　气管切开导管

图 7-6　氧气输送途径

3. 患者需要吸多大的氧流量？是不是流量越高越好？

对于 COPD 患者来说，氧流量的设定要综合考虑以下几个因素：

（1）动脉血氧饱和度（SaO_2）水平。目标是维持患者的 SaO_2 在适当的范围内。通常，对于静息状态下的 COPD 患者，SaO_2 应保持在 88% ~ 92%。过高的氧流量可能导致氧中毒和二氧化碳潴留。

（2）活动水平和需要。氧流量的设定还应考虑患者的活动水平和需要。例如，当患者进行活动时，可能需要更高的氧流量来满足身体的氧气需求。

（3）患者反应和耐受性。增加氧流量可能会增加氧气的摄入量，可能会让某些患者产生不适或不良反应。因此，需要密切观察患者的反应和耐受性，根据情况调整氧流量。

4. 旅游外出时能带什么样的制氧或储氧设备？

（1）氧气瓶和氧气面罩。氧气瓶是一种便携式的储氧设备，可以提供高纯度的氧气。携带氧气瓶和相应的面罩可以在旅游期间提供急需的氧气。请确保氧气瓶充满，并带上足够数量的氧气瓶以满足旅途需要。

（2）氧气吸入器。氧气吸入器是一种小型的便携设备，通常是一个小氧气罐。它适合短时间的外出和旅行，能够提供一定量的氧气供患者使用。氧气吸入器便于携带和使用，但氧气供应持续时间有限，需要根据旅行计划进行合理安排。

（3）便携式制氧机。便携式制氧机是一种能够从空气中提取氧气的小型设备。它们通常较轻便，可以使用电池或是插电供

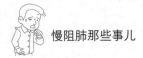

电。便携式制氧机能够提供持续的氧气供应,适合较长时间的旅行。

5. 在选择携带设备时,需要考虑什么?

（1）旅行计划和持续时间。根据旅行的时间和目的地,选择合适的设备以满足氧气的需求。较短时间的旅行可以选择便携式氧气吸入器或氧气瓶,而较长时间的旅行可能需要便携式制氧机。

（2）设备的便携性和重量。确保携带的设备便携轻便,便于患者携带和使用,在选择时请考虑设备的大小和重量。

（3）安全性和法规要求。了解所要去的国家对氧气设备的规定和要求,以确保符合当地的安全标准和法规。某些国家或航空公司可能有规定限制携带氧气设备的种类和数量。

在旅行前,请务必咨询医生或专业的医疗供应商,以获得他们对携带氧气设备的建议和指导。他们可以为患者提供个性化的建议,并确保患者能够安全、顺利地旅行。

第三节　吸氧也会有危险吗?

1. 吸氧有什么危害? 预防措施是什么?

（1）高碳酸血症。严重慢阻肺患者在病情加重期间暴露于高浓度氧环境时,容易出现高碳酸血症。吸氧浓度过高可能抑制呼吸中枢驱动呼吸的能力,导致二氧化碳潴留。另外,还有多个机制参与其中。因此,慢阻肺患者进行吸氧时,应根据患者的具体情况设定适当的氧流量，以避免二氧化碳潴留。当然，如果患者病情改善，也没有必要（通常也无法做到）使慢阻肺患者的二氧化碳水平完全正常。

（2）氧气中毒。长期高浓度的吸氧可能导致氧中毒。氧中毒可能会引起肺损伤和其他器官的损害。因此，吸氧治疗时需要控制合适的氧浓度，遵循医生的建议，避免自行增加吸氧浓度。

（3）吸收性肺不张。氮气可起到维持肺泡扩张的作用。当使用 100% 氧气时，由于氧气吸收率超过了新鲜气体的输送率，氮气缺失会导致通气 - 灌注比（V/Q）较低区域的肺泡塌陷。当然，这种情况通常不会发生在家庭氧疗中，毕竟家庭氧疗是无法提供100% 氧气的。

（4）干燥和鼻腔不适。长期吸氧可能导致鼻腔和呼吸道的干燥，引发不适和感染的风险。患者可以使用加湿器或者在医生的指导下适当使用鼻腔润滑剂，以减轻干燥和不适。

2. 如何预防吸氧的风险？

（1）医生指导和监测。吸氧治疗应该在医生的指导下进行，并定期进行监测和评估。医生可以根据患者的具体情况和需求，设定合适的氧流量和浓度。

（2）遵循医嘱。患者应遵循医生的建议，并按照医生指示使用吸氧设备。不要自行调整吸气流量或浓度，以免造成不良影响。

（3）定期复诊和评估。患者应定期进行复诊和评估，以确保吸氧治疗的有效性和安全性。如果出现任何不适或症状变化，应及时向医生报告。

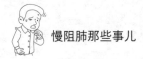

（4）维持良好的呼吸和肺健康。做好 COPD 管理的其他方面，如合理使用药物、积极进行康复训练、避免吸烟和接触有害物质等，可以帮助维持呼吸和肺健康，降低吸氧治疗的需求。

重要的是，吸氧治疗在慢阻肺患者中通常是必要的和有益的，但需根据患者的病情和需求进行个体化的评估和调整。请咨询医生和专业医疗团队，以获得最佳的吸氧治疗方案和管理建议。

（张少雷　河南中医药大学第一附属医院）

慢阻肺患者需要家用呼吸机吗

第一节　哪些慢阻肺患者需要家庭无创呼吸机?

1. 慢阻肺患者在什么情况下建议使用无创呼吸机?

慢阻肺患者在急性加重出现急性呼吸性酸中毒（酸碱度 < 7.35）时推荐使用无创呼吸机。不过，慢阻肺稳定期伴有慢性高碳酸血症患者是否需要无创呼吸机仍有争议。多数研究发现，对有高碳酸血症的患者进行家庭无创呼吸机治疗可以延缓急性加重的时间、减少死亡率和改善生活质量。

2. 慢阻肺患者应用无创呼吸机有什么好处?

无创呼吸机给慢阻肺患者带来的好处有两个方面：一是从对呼吸力学的影响方面看，无创呼吸机能够减少呼吸肌做功，减少体能消耗，还能通过正压通气以及设置呼气末正压来抵消肺内源性呼气末正压，从而改善通气；二是从气体交换方面看，无创呼吸机还可以改善低氧血症和高碳酸血症，改善因缺氧导致的肺血管收缩。

3. 慢阻肺患者家庭机械通气的适应证有哪些?

（1）合并阻塞性睡眠呼吸暂停综合征（英文简称 OSAS）的患

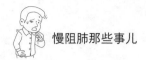

者。这类患者更容易发生夜间低氧血症和高碳酸血症，发生肺动脉高压和右心衰竭的风险更高。这种情况需要无创呼吸机。

（2）伴有神经肌肉疾病。如高位截瘫、多发性硬化、脊髓空洞症、脊髓灰质炎、多发性神经炎、肌萎缩侧索硬化、重症肌无力、多发性肌炎、肌营养不良等疾病的患者会出现膈肌和其他辅助呼吸肌无力的情况，因此需要无创呼吸机改善通气。

4. 进行无创呼吸机治疗后，如何判断疗效呢？

（1）患者临床症状有改善和日间动脉血二氧化碳分压水平下降。

（2）在夜间应用呼吸机治疗期间，平均指脉氧饱和度超过 90%。

（3）无创呼吸机软件报告显示在夜间治疗超过 4 小时，患者没有不适情况（如多次停止呼吸机使用）。

（4）应用经皮二氧化碳分压无创检测判断夜间低通气得到纠正。

5. 接受家庭机械通气有哪些要求？

准备使用家庭机械通气的患者应先进行病情评估，符合下列条件者可以进行治疗：

（1）病情相对稳定，生命体征平稳。

（2）已在医院进行了一段时间的机械通气治疗，呼吸机各项参数与患者病情相符，患者感觉舒适，没有发生人机对抗。

（3）合并缺氧的患者吸入低浓度氧气即可纠正缺氧。

（4）无明显感染征象，气道内分泌物不多。

（5）有一定的咳痰能力。

（6）患者及家属有实施家庭机械通气的主观愿望，并已经掌握一定的家庭呼吸治疗的医学知识。

（7）有与医院随时保持联系的畅通渠道，如病情变化，可随时进入了解患者病情的医疗单位就诊。

6. 如何选购无创呼吸机？

（1）操作简单，性能稳定，有内置充电电池。

（2）首选具有自动调定模式的双水平无创呼吸机。

（3）无咳痰能力的神经肌肉病变患者，应已实施了气管切开，建立了人工气道。

（4）伴有中枢神经系统病变的患者，通气机工作模式应带有定时送气功能，以防患者出现呼吸停止而发生事故。

（5）选购前要明确设备维修相关事项，是否可以在机器故障维修期间从商家借用呼吸机。

7. 吸氧面罩有哪几种类型？使用时应该注意什么？

吸氧面罩主要包括全脸 CPAP 口鼻面罩、鼻罩、鼻枕等（见图 8-1）。

不论哪一种面罩，都要注意以下使用事项。

（1）要确认所用的面罩是用于无创呼吸机的。

（2）在拧紧头盔之前，抬起面罩以给气垫充气。

（3）使用头盔上所需的最小张力。

（4）根据每个人的面部情况结合面罩类型进行调整。

（5）确认患者能够正确使用面罩，且不需要太费力；每天清洁面部皮肤，去除皮肤皮脂留下的薄膜。

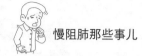

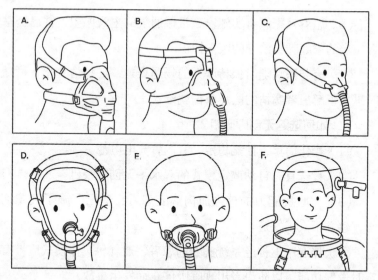

图 8-1　吸氧面罩

8. 全脸 CPAP 口鼻面罩有哪些特点？适合哪些人群？

首先，我们看一下口鼻面罩（见图 8-1 中 A）。这种面罩可覆盖患者的嘴和鼻子，覆盖了患者面部的较大区域，从而在两条呼吸道上形成了密封。有些患者可能会觉得这类面罩的体积过大，有些不舒服，但对于需要较高压力或通过口呼吸的患者来说，这是理想的面罩类型。推荐以下患者使用全脸 CPAP 口鼻面罩：

（1）患者主要通过他们的嘴进行呼吸。

（2）需要比较高的压力设置。

（3）有过敏性鼻炎或其他医疗问题，难以通过鼻子呼吸。

（4）喜欢采取仰卧位睡姿的患者。

9. 鼻罩有哪些特点？

其次，让我们看看鼻罩（见图 8-1 中 B）。

鼻罩的优点：①不因睡姿改变而改变，我们睡觉需要翻身，翻身过程不管你是侧卧还是仰卧，使用鼻罩均不影响；②鼻罩具有多种样式，可满足几乎任何类型的面部特征和结构；③在更高的压力设置下，鼻罩比鼻枕的通气效果更好。

当然，鼻罩也有一些缺点：对于喜欢或习惯用口呼吸的慢阻肺患者，鼻罩是不适合的。如果患者有鼻炎、鼻窦炎，或者有鼻中隔偏曲，鼻瓣变窄、塌陷或鼻甲增大，则难以通过鼻子呼吸输送压力，故不适合使用鼻罩。

10. 鼻枕有哪些特点？

鼻枕（见图 8-1 中 C）。它类似鼻罩，但设计得更加紧凑和轻便，可使脸部接触最少，适用于压力水平较低设置的患者和戴着较大的口鼻面罩会有幽闭恐惧症的患者（如拥有很多胡子）。鼻枕的优点包括：

（1）一些患者喜欢在睡觉前看电视或看书，而佩戴口鼻面罩可能会更难做到这一点。鼻枕比全脸面罩或传统鼻罩能提供更大的视野。

（2）对于需要佩戴眼镜的患者，因为鼻梁上没有覆盖物，所以不会影响眼镜的佩戴。

（3）鼻枕提供最小的面部覆盖并且重量轻，适合幽闭恐惧症的患者。

（4）鼻枕可以减少空气泄漏，因为其将空气直接引导到患者的鼻道中。

鼻枕也有其缺点，如不适合需要较高压力的患者；由于气流直接冲击鼻腔，一些患者可能会出现流鼻血且鼻腔干燥的发生率更

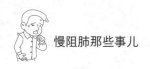
高。如果患者不习惯用鼻腔呼吸，那么鼻枕对他们来说并不理想。

11. 全周长面罩哪些特点？

全周长面罩（见图8-1中D）。全周长面罩避免了对鼻子的直接压力，而是将其分散在一个更大的表面区域。全周长面罩还可以减少患者的幽闭恐惧感。通过对脸部周围的密封，使用全周长面罩给鼻梁异常或其他面部变形和异常情况的患者提供了一个很好的解决方案。

它的优点是漏气少，需要极少配合，容易适应和接受。

它的缺点则是如果发生呕吐，则容易发生窒息；有严重幽闭恐惧症的患者也不适合这种面罩；这种面罩会导致患者说话、咳嗽困难，不适合长时间佩戴。

12. 除了上述，还有哪些面罩？它们有哪些特点？

其他面罩还有口含式面罩（见图8-1中E）和头盔式面罩（见图8-1中F）。其中，口含式面罩的优缺点基本同口鼻面罩，头盔式面罩由于体积大、价格昂贵，在我国并没有普及。

长时间佩戴无创通气面罩可能导致压疮的发生。为了防止这种情况发生，可以在治疗期间交替使用不同类型面罩，以提高患者的舒适度和顺应性。

13. 如何选择合适的面罩？

第一步，试戴。首先应该选择质量佳的面罩，试用时重点体会头带是否佩戴舒适，贴肤硅胶垫是否柔软舒适，多角度转管是否灵活方便，挂钩是否牢固可靠等。

第二步，选择面罩大小。选择鼻罩时，主要应对鼻翼两侧、鼻梁区域、上嘴唇和鼻尖中间进行定标测量，佩戴时注意鼻中隔偏曲、鼻梁断裂等情况（见图8-2）。

二代鼻罩	S（小号）	M（中号）	L（大号）
宽度（W）	4 CM	4.6 CM	5 CM
长度（L）	5 CM	5.5 CM	6 CM

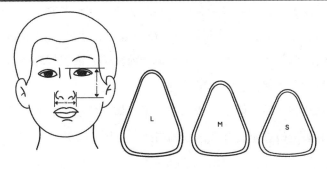

图 8-2　鼻罩的尺码选择

选择口鼻面罩时，主要对口角宽度、鼻梁宽度、下唇宽度进行定标测量，使用时嘴巴微微张开，确保口鼻面罩密封垫的上端不要高于鼻梁区域（见图 8-3）。

二代口鼻面罩	S（小号）	M（中号）	L（大号）
宽度（W）	7CM	7.2CM	8CM
长度（L）	8.3CM	9.5CM	10.8CM

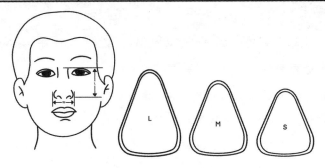

图 8-3　口鼻面罩的尺码选择

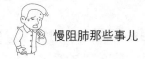

佩戴时，把面罩下部的鼻垫先贴合在下嘴唇的下部，把面罩逐步由下而上贴合到鼻部，注意不要从鼻梁开始往下佩戴面罩。

对于鼻面罩或口鼻面罩，在两个不同尺寸的鼻垫中选择时，建议选择更小的。如果是鼻枕，建议选择尺寸较大的。

第三步，正式试戴和调整。在坐姿时，手扶住面罩贴合面部，然后调整头带，调整上下头带让前额垫及面罩轻轻贴合在前额和脸颊上，保持上下头带平行。

佩戴完成后，躺下检查佩戴效果，体会舒适度并左右转动头部，请医生检查是否存在漏气的情况（见图8-4）。

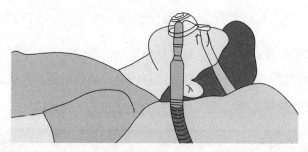

图8-4　面罩佩戴调试

小贴士

● 可根据患者的脸型、口型以及鼻部情况、呼吸形态、偏好来选择面罩。

● 通常轻症患者可先试用鼻罩、鼻囊管或接口器。

● 比较严重的呼吸衰竭患者多需用口鼻面罩。

● 老年或无牙齿的患者口腔支撑能力较差，主张用口鼻面罩。

14. 佩戴面罩的注意事项有哪些?

(1)根据脸型选择面罩大小。

(2)按照说明书步骤正确佩戴。

(3)根据是否漏气和佩戴舒适度进行最终调整,使呼吸机发挥最佳治疗效果。

15. 面罩的佩戴过程是怎样的?

(1)从包装中取出面罩和头带,取下防尘罩。

(2)将头带右下侧绑带从面罩支架的速脱钩上取出,头带绕过头部并将面罩固定于鼻部区域(见图8-5中1)。

(3)将刚刚取下的绑带重新固定于面罩支架的速脱钩上(见图8-5中2)。

(4)确保绑带平行,使头带中间开口部分稳定地环绕在头后部(见图8-5中3)。

(5)调节上部头绑带左右松紧度,调整支架顶端与额头间的距离(见图8-5中4)。

(6)调节面罩下部左右两侧绑带的松紧度(见图8-5中5),使面罩硅胶衬垫底部处于鼻部以下、上唇以上的区域,并保持面罩与鼻部皮肤接触区域密封(见图8-5中6)。

(7)将面罩与正压通气设备的管路相连,打开通气设备并调整至所需治疗压力。

(8)左右摆动头部,找出可能影响睡眠的漏气部位。如存在漏气,则适当调整面罩位置,必要时调整上下绑带松紧度,找到最佳的佩戴状态。

(9)上绑带松紧度要适中,在保证鼻梁部不漏气的前提下,

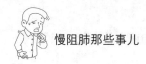

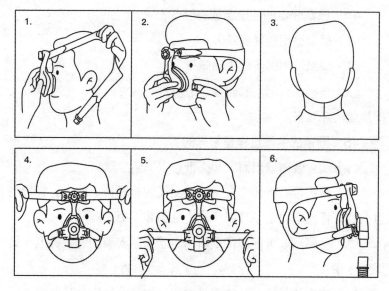

图 8-5　面罩佩戴过程

应尽量避免支架顶端与使用者额头部位接触造成不舒适感。

第二节　实施家庭机械通气时如何管理和护理？

1. 家属和患者在实施家庭机械通气前要注意什么？

（1）充分了解病情，了解机械通气的重要性。

（2）掌握呼吸机管道的连接、更换、消毒的方法。

（3）掌握湿化器的使用方法并能根据痰的性状调整湿化的力度。

（4）掌握吸痰器的使用方法。

（5）家中备有氧气装置。

（6）能够处理呼吸机报警。

（7）备有人工简易辅助通气装置，并能在必要时使用。

2. 如何操作家用呼吸机?

对于需要长期在家里使用无创呼吸机的患者和家属，需要学会基本操作和简单报警处理，操作流程如下。

（1）给湿化器水罐加水：呼吸机湿化器水罐最好加纯净水，水位在 1/2 水位线和最高水位线之间。水罐里的水建议每天更换，定期进行清洁，防止产生细菌和水垢而影响健康（见图 8-6 中 1）。

（2）连接主机和湿化器，接好电源（见图 8-6 中 2）。

（3）先开机，连接好管路，用手盖住面罩，确定感受到气流后再给患者佩戴面罩。

（4）调整面罩松紧带，以可通过一指为宜，使面罩与皮肤良好贴合，以免出现漏气或贴合过紧对皮肤造成损伤的情况（见图 8-6 中 3）。

（5）在上机 30 分钟内，家属或照护人员需守护在患者床旁，观察无创通气情况，询问患者自身感受；确定患者没有不适才可以离开。

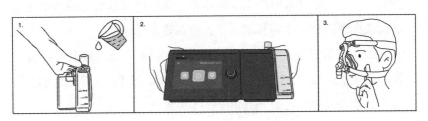

图 8-6　家用呼吸机操作步骤

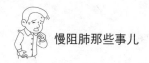

3. 使用家用呼吸机时，应注意哪些问题？

患者应使用正确的呼吸方式，经鼻自然呼吸，以免因过度呼吸致人机对抗；家属和照护人员帮助患者采取平卧位或半坐卧位等舒适体位，使头颈肩部处于同一平面（对于颈部粗短的患者最好在其颈部垫上短小软枕），让气道打开。

带有气管切开套管或套囊的患者，家属应学会每日对切开部位伤口用生理盐水消毒，以防感染。气囊的充气应保持在最低水平，24 小时内至少放松气囊一次，以免造成气道损伤，形成气管内狭窄。与呼吸机相接的接口处应使用细菌过滤器。吸痰应掌握无菌原则（若条件允许，应使用带外鞘管的吸痰导管，以减少感染机会）。套管应一个月更换一次。

若气道分泌物增多，说明可能合并感染，应通知医生。若分泌物黏稠，说明是湿化不足，应增加湿化温度，或加用雾化治疗。定时拍背震动肺部和辅助排痰措施是减少痰液堵塞气道的最好方法。

4. 如何清洗和保养面罩？

（1）面罩清洗：①为获得最佳的面罩密封效果，清洗前应首先去掉软垫上的油脂；②彻底清洗拆开的面罩组件，在温度适宜（约 30℃）的肥皂水中用手轻轻揉搓；③用饮用水质量的清水充分清洗面罩组件，不可浸泡面罩，应在避光处风干。

（2）头带清洗：①清洗时，快卸卡扣可留在头带上一起清洗；②在温度适宜（约 30℃）的肥皂水中用手轻轻揉搓头带；③充分清洗头带，在避光处风干（不得熨烫）。

（3）排气孔清洗：面罩塑料框架部分的清洗保养需要注意的

是排气孔部分，因为面罩使用时间长后，排气孔部位容易变黑。清洗时需用刷子把黑色脏污刷去（见图8-7）。

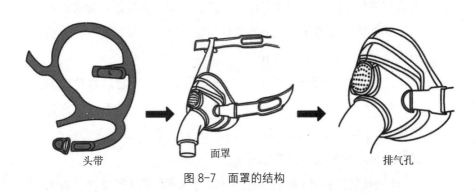

头带　　　　　面罩　　　　　排气孔

图8-7　面罩的结构

5. 如何选择洗涤剂？

清洗面罩时，建议使用专用面罩清洗液或中性洗涤剂或肥皂水；禁用84消毒液或者其他酸碱性的洗涤剂，以防面罩损伤。

6. 面罩多长时间更换一次？

面罩是呼吸机中的易耗品，硅胶部分会自然老化。硅胶老化后，会因变硬而容易发生面罩漏气现象。一般建议3～6个月更换一次呼吸面罩。

7. 清洗面罩的注意事项有哪些？

（1）硅胶材料的面罩，不能接近高温且要避免被利器刮划。

（2）储存前，无论储存时间长短，都须彻底清洁面罩，并保持干燥，储存于干燥避光处。

（3）不建议长期用酒精擦拭面罩硅胶部分。

（4）不可把面罩放在太阳下暴晒。

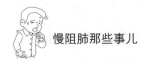

8. 如何维护和保养无创呼吸机？

家用无创呼吸机使用时，注意放置在通风良好的环境下，并放置在平稳牢固的桌面或平台上，避免放置在加热设备旁边；不要将其他物品覆盖在主机上，最好与患者卧位同等高度；呼吸机应在低于 35℃ 的环境下使用。

使用无创呼吸机时要及时添加湿化水，以不超过水位线为宜；每 24 小时更换一次湿化水，选择蒸馏水或者冷开水；水槽需每 24 小时清洗一次，避免水垢形成；配件不得用含漂白剂、氯、酒精的洗剂或抗菌肥皂清洗。

呼吸机管路一般备用三套，正常情况下每周更换 2 次；若明显污染管路，则应及时更换，以免痰痂形成，造成清洗困难。

呼吸机管路一般用肥皂水清洗干净后，以 1：1000 的苯扎溴铵（新洁尔灭）浸泡 30 分钟，再以清水冲净后晾干。

呼吸机湿化装置的消毒与管路相同，湿化用水应以消毒蒸馏水为宜。使用过程中应经常观察管路有无积水，及时排出积水，以免积水倒流入气道或流入机器内毁坏电路。

过滤棉积灰后会增加呼吸机工作阻力（见图 8-8），影响机器寿命。建议每 6 个月更换一次（必要时经常更换）；不可以清洗；弹灰后切勿装反；请勿使用自制过滤棉。

呼吸机的各种配件要放好，最好放在一个大的、干净的、透明的储物盒里，并在卧室阴凉处存放。

在呼吸机出现故障或患者与机器不能很好地配合时，应能以手动人工呼吸器辅助通气满足患者短时的通气需要，等待专业人员的到来。定期由专业人员检查机器运行情况。

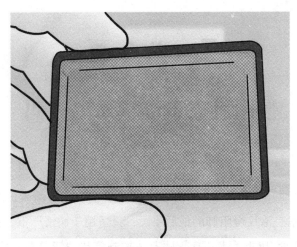

图 8-8　反复使用的呼吸过滤棉

（陈子晞　西湖大学附属杭州市第一人民医院）

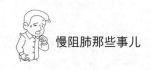

第九章

慢阻肺患者能手术治疗吗

　　慢阻肺的治疗是以药物治疗和非手术治疗为基础的综合治疗，手术是治疗慢阻肺的最后手段，只适用于病情严重，特别是在药物治疗和非手术治疗无法有效控制症状的情况下才能考虑。然而，是否进行手术以及选择哪种手术类型，需要根据患者的具体病情、肺功能、合并症及手术风险等因素综合评估。不仅包括对身体的评估，也包括心理评估。外科医生需要确保患者在精神上和心理上能够应对手术带来的独特挑战。

　　目前治疗慢阻肺的手术方式主要包括肺大疱切除术、肺减容术（LVRS）及肺移植。

第一节　什么样的患者需要考虑手术？影响手术效果的因素有哪些？

1. 哪些慢阻肺患者需要手术？

　　手术治疗仅适用于少数有特殊指征的慢阻肺患者。以下情况可能需要考虑手术治疗。

（1）药物治疗和非手术治疗无效，重度慢阻肺患者。当患者的症状无法通过药物治疗和非手术治疗得到有效控制时，手术可能是改善生活质量的有效手段。

（2）肺功能显著下降。当患者的肺功能严重下降，影响日常生活和工作能力时。

（3）合并症。如肺动脉高压、右心衰竭等严重合并症，可能需要手术干预。

2. 影响手术治疗效果的因素有哪些？

（1）患者的整体健康状况。包括患者的年龄、营养状况、有无其他慢性疾病等。

（2）肺功能的严重程度。患者的 FEV1（第 1 秒用力呼气容积）水平是评估肺功能的重要指标。

（3）合并症的存在。如心脏病、糖尿病等其他慢性疾病可能会增加手术风险。

（4）手术类型。不同的手术方式有不同的适应证和风险，通常肺移植的风险更大一些。

（5）手术风险评估。包括术前评估患者的心肺功能、出血倾向等。

（6）术后管理。包括呼吸支持、感染控制、疼痛管理等。

（7）患者的依从性。患者对手术后康复计划的遵循程度会影响治疗效果。

（8）手术并发症。如感染、出血、呼吸衰竭等可能影响手术结果。

（9）心理状态。患者的焦虑、抑郁等心理状态可能影响术后

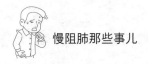

恢复。

（10）社会支持系统。良好的家庭和社会支持有助于患者更好康复。

第二节　肺大疱切除术是什么手术?

1. 什么是肺大疱?

肺大疱切除术是指从肺中切除大疱。肺大疱是一个大的气腔，医学上定义这个"大"为直径超过1cm。这种气腔不仅不会增加你的呼吸能力，反而会导致呼吸问题更严重。大疱可以认为是小气道阻塞后，仅允许空气进入，却不让它出来，随着时间的推移，气囊膨胀并形成一个"死"的空气口袋。

肺大疱本身通常不会影响呼吸。但是，如果足够大，它们就可以压缩健康的肺组织，导致呼吸困难。肺大疱也会损伤气体交换，干扰肺部的血液流动。

2. 什么样的患者可以接受肺大疱切除术?

具备下列特征的慢阻肺患者可以考虑行肺大疱切除术。

（1）症状严重的患者。有严重的呼吸困难、活动受限的患者。

（2）严重影响肺功能的患者。某些肺大疱体积巨大，导致正常肺组织受压，影响了通气和弥散功能，特别是占据单侧胸廓30%以上的肺大疱。

（3）肺大疱潜在并发症发生风险高的患者。有些肺大疱可能发生破裂引起气胸，诱发患者出现严重的呼吸困难，或者增加感染的风险，特别是已经发生过气胸的患者。

（4）药物治疗无效。因为肺大疱可能会影响吸入药物的分布，从而导致药物治疗反应不佳，症状未得到缓解。

3. 肺大疱切除手术如何完成？

有几种手术技术可用于肺大疱切除。具体用哪一种，在某种程度上取决于要切除多少个大疱以及要切除多大的大疱，也取决于外科医生的经验和偏好。

微创技术也被称为电视辅助胸腔镜。外科医生在胸部一侧切一个或几个小切口（一个孔道叫单孔，两个孔道叫双孔），并使用一个微型摄像机通过柔性管道定位大疱位置，手术器械可以通过同一管道或者经过另一个切口。通过其中一个切口取出大疱。

如果有几个大疱，特别是这些大疱和正常组织混杂在一起时，外科医生可能会做一个叫作楔形切除的手术。这种手术方式切除患处的部分肺段，楔形切除一般适用于肺叶以下的节段。如果整个肺叶受到影响，外科医生可能会做肺叶切除术。

手术是比较安全的，而且经过胸腔镜手术对肺的损伤小，患者恢复也快。

4. 手术有什么获益？

（1）改善肺功能。当肺大疱被移除时，它们对肺的压力就被移除了，肺能够更自由地扩张和收缩。肺大疱切除术还可降低肺动脉压，减少气道内的阻抗。随着肺大疱被移除，患者的胸壁和健康的肺之间的联系又都恢复正常了，膈肌也可以移动到一个更佳的位置，这有助于轻松呼吸。

（2）缓解呼吸困难症状。大多数做过这个手术的患者都能更

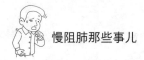
有力地呼气，也不会经常感到呼吸急促，身体也能更好地将氧气输送到肌肉和器官。

（3）降低并发症风险。降低了肺大疱破裂导致的气胸风险，以及可能的感染。

（4）生活质量提高了。这些效果会在手术后持续 3 年左右。

第三节　什么是肺减容术？哪些患者适合？

1. 什么是肺减容术？

肺减容术是通过切除肺部肺气肿严重部分，减少过度充气，恢复胸壁动力学，并增加肺弹性回缩力和肺组织密度，让剩余的肺组织更有效地通气，从而改善肺功能、步行距离和生活质量的一种外科治疗方法。

2. 哪些患者适合进行肺减容术呢？

（1）位于肺上叶的严重肺气肿的患者。

（2）容易劳累或运动耐受性低的患者。

（3）药物治疗无效的患者。

（4）在接受手术评估前至少戒烟 4 个月的患者。

（5）既往没有进行过肺减容术的患者。

（6）既往无心脏搭桥手术的患者。

3. 哪些患者不适合进行肺减容术呢？

（1）正处于急性或病情不稳定的患者。

（2）Ⅱ型呼吸衰竭的患者。

（3）第 1 秒用力呼气容积严重下降（FEV1 < 20%）和弥散能力严重减低（DLCO < 20%）的患者。

（4）合并严重心脏病、肺动脉高压、肺源性心脏病的患者。

（5）有症状的骨质疏松和严重的肌肉和骨骼疾病的患者。

（6）未得到有效控制或进展性恶性肿瘤的患者。

（7）既往有胸腔手术病史的患者。

（8）主要器官功能障碍，尤其是有肾脏疾病的患者。

（9）过于肥胖或过于消瘦的患者。

（10）长期口服糖皮质激素（如强的松每天服用量 > 10mg）的患者。

肺减容术使 FEV1 增加，残气量减少，呼吸困难减轻，运动耐力改善，生活质量提高。与药物治疗的患者相比，肺减容术被证明可以改善健康相关的生活质量和运动能力，但是没有提高患者的生存率。因此，肺减容术仍是未被确认的姑息性的外科治疗方法。

4. 肺减容术怎么操作？

肺减容术主要包括外科肺减容术和经支气管镜肺减容术。

（1）外科肺减容术：可以做开胸手术，也可以进行微创的电视辅助胸腔镜手术（后者现在是主流）。在胸腔镜术中，外科医生做几个小切口，3 ~ 5 厘米长，并在微型摄像机的引导下切除受损的肺组织。

对被肺气肿损伤的肺进行手术治疗就像切开薄层厕纸。然后，对破损肺组织进行缝合，术后留置胸管。在许多情况下，胸管可以在手术后一周左右拔除。有些患者愈合更慢，会经历长时

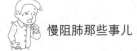

间的空气泄漏。

（2）经支气管镜肺减容术（见图9-1）：包括支气管内单向活瓣（EBV）、气道旁路支架、支气管线圈、肺封堵和热消融技术。尽管这些技术之间存在明显差异，但它们在减少胸部容积以改善肺、胸壁和呼吸肌力学方面的目标却很相似。

目前应用相对较多的是支气管内单向活瓣。它是通过支气管镜下在靶肺叶段支气管开口置入单向活瓣（吸气时活瓣关闭，呼气时活瓣打开），使胸腔内的气体逐渐排出，从而达到肺减容的目的，该方法具有创伤小的特点。

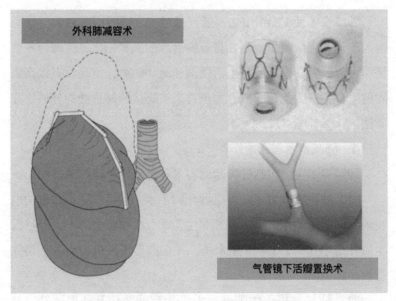

图9-1　外科肺减容术、气管镜下活瓣置换术

注：引自Jarad N.Clinical review：Endobronchial valve treatment for emphysema. Chron Respir Dis，2016，13（2）：173-188.

第四节　什么样的慢阻肺患者需要进行肺移植?

1. 什么是肺移植?

肺移植是移植供体的健康肺脏代替患者失去功能的肺组织的方法，是治疗终末期慢阻肺的有效手段，常分为单侧肺移植、双侧肺移植、心肺联合移植。但是由于其存在技术要求高、供体资源有限、手术费用昂贵等问题，目前没有大规模应用。近些年来，北京、无锡、杭州、广州等地在普及肺移植手术。

2. 肺移植的原则是什么?

目前肺移植指征的一个基本原则是，患者不接受肺移植则预期 2 年内死亡率高于 50%，而患者接受肺移植后移植物功能状况良好的情况下预期 5 年生存率大于 80%。针对不同原发病导致的终末期肺疾病，医生会根据不同临床指标，包括呼吸困难程度、活动耐量、急性加重情况、肺功能、有无低氧及二氧化碳潴留、心功能状况及营养状况等进行具体判断。

3. 什么样的患者适合做肺移植?

（1）FEV1 < 20% 预计值，PaO_2 < 8.0kPa （ < 60mmHg），$PaCO_2$ > 6.7kPa（50mmHg），继发性肺动脉高压，而且在合理充分的慢阻肺治疗的情况下没有改善，已经达到一个不可逆的状态。

（2）1 年内有反复的呼吸衰竭，急性加重伴有 Ⅱ 型呼吸衰竭，心脏受累比较严重，出现肺动脉高压及肺心病，患者生存期望值< 18 个月。

（3）BODE 指数 ≥ 8。

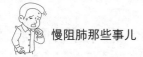

（4）患者积极的态度和获得家庭的支持是非常重要的。

4. 哪些人不适合进行肺移植呢？

与肺减容术一样，参见第九章第三节。

5. 做肺移植需要注意哪些问题？

需要注意的是，肺移植是一种高风险手术，患者需要在术前进行全面评估，包括心脏功能、营养状况、免疫系统评估等。此外，术后患者需要长期服用免疫抑制剂，以防止器官排斥反应，同时还需要定期进行复查和康复治疗。因此，患者在考虑肺移植时，应与医疗团队充分沟通，了解手术的潜在风险和术后的生活调整。

肺部手术治疗方法及适应证见表 9-1 所示。

小结

手术治疗并非慢阻肺首选治疗方法，通常只在药物治疗和其他非手术治疗方法无效或病情严重时才考虑手术治疗。手术治疗慢阻肺的效果和预后因个体差异而异，需要在医生的指导下进行决策。

表 9-1　治疗方法及适应证

	肺大疱切除术	肺减容术	肺移植
可选方法	通常为电视辅助胸腔镜手术（VATS）	1. 通过正中胸骨切开术或通过 VATS 进行双侧部分肺切除 2. 经纤维支气管镜进行活瓣植入达到单侧肺减容目的	1. 单侧肺移植 2. 双侧肺移植 3. 心肺联合移植
适应证	1. 局部肺大疱 ·＞单侧胸腔的 33% ·被正常肺组织包围 ·气管移位 2. 呼吸困难和（或）局部症状；咯血、感染或胸痛	1. 严重的肺气肿，手术部位在肺尖，非均匀分布 2. 残气容积＞150%，充气过度 3. FEV1 为预测值的 20% ~ 40%	1. FEV1 ＜ 35% 预测值 2. 低氧血症 3. 高碳酸血症 4. 继发性肺动脉高压 5. 药物治疗无效，但患者有望改善生活质量且手术有可能存活
年龄	不受限	年轻患者有较好的预后	单肺移植＜ 65 岁 双肺移植＜ 60 岁 心肺移植＜ 55 岁
主要心肺禁忌证	肺脏广泛受损的疾病： 1. 低氧和高碳酸血症 2. 弥散能力减低	1. 低氧和高碳酸血症 2. 肺动脉高压	低氧血症、高碳酸血症和继发性肺动脉高压是适应证，不是禁忌证
预后	严格筛选的患者能明显缓解症状和改善健康相关的生活质量	提高 FEV1 和步行距离以及健康相关的生活质量，但是有 5% 的手术死亡率且总生存率没有提高	症状和生活质量提高，但 1 年死亡率 20%，5 年死亡率 50%

（张超　宜昌市中心人民医院）

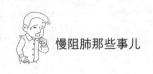

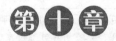

如何进行气道廓清治疗

分泌物聚集和滞留于气道，为细菌定植和感染提供了机会，并激发炎症反应，使气道、软组织损伤，气道分泌黏液增多，纤毛功能受损，并影响咳嗽反射，痰液排出困难。滞留在肺内的痰液容易滋生细菌，继发感染产生脓痰，从而加重气道堵塞，形成疾病的恶性循环。因此，尽快将分泌物清除，对减少肺炎等相关并发症的发生非常重要。

气道廓清治疗（ACT）适用于所有存在黏液纤毛功能受损或咳嗽机制损伤以及排出气道分泌物困难的患者，特别是慢阻肺患者。ACT 可以增加气道清除能力、改善气体交换、预防肺不张和肺部感染。在慢阻肺加重时，ACT 的尽早实施，结合抗感染，抗炎药物的使用，可以加速患者康复，减少发病率和死亡率。

1. 什么是体位引流？

体位引流也称支气管引流，是将患者放置在特定的体位，通过重力作用将分泌物从外周气道移到大气道的技术。根据支气管扩张的部位或肺部炎症的具体位置（这些可以从主治医生处获得相关信息）进行体位引流，在重力的作用下，不仅痰液引流更为充分，还能增加肺部通气。

2. 哪些患者需要做体位引流？如何进行？

有些慢阻肺患者会合并支气管扩张，产生较多痰液；或者发生肺炎，致肺内产生大量脓痰。这时候就需要采取体位引流。

具体做法如图 10-1 所示，根据具体部位进行相应的体位调整，同时最好有家属或护理人员帮忙进行拍背排痰。

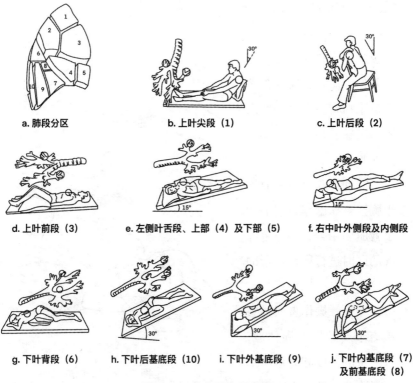

a. 肺段分区   b. 上叶尖段（1）   c. 上叶后段（2）

d. 上叶前段（3）   e. 左侧叶舌段、上部（4）及下部（5）   f. 右中叶外侧段及内侧段

g. 下叶背段（6）   h. 下叶后基底段（10）   i. 下叶外基底段（9）   j. 下叶内基底段（7）及前基底段（8）

图 10-1 体位引流示意图

体位引流总体来说安全性可控，大多数慢阻肺患者都可以进行，通常建议在清晨起床后进行，因为晚上可能积累了较多痰液，其他时间根据痰量情况进行选择。

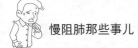
以下患者可能不适合体位引流：急性心衰、颅内压不稳定、血压不稳定（过高或过低）、胃食管反流患者；部分患者不耐受，出现头晕。

3. 拍背、叩击和震动如何操作?

不论是拍背、叩击还是震动，都是用有节奏的手法叩击胸壁或用机械装置使其震动，以松动气道分泌物，帮助慢阻肺患者排痰。由于这些动作都需要家属或护理人员来执行，所以这些内容需要家属来了解。操作流程如下。

震动：双手重叠放置于胸壁，靠操作者肩部和手臂肌肉用力，在患者呼气的同时进行震动，帮助分泌物排出。

叩击：操作者通过手腕有节奏地屈曲和伸展，以一定的速度和力量叩拍患者胸壁（见图10-2）。

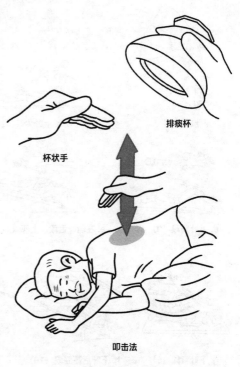

杯状手

排痰杯

叩击法

图10-2　叩击法

4. 什么是咳嗽法?

指导患者进行咳嗽被认为是最有效的气道廓清手段。咳嗽也是体位引流、叩击、震动等传统气道廓清技术的重要环节。这是患者不用借助任何仪器设备，也不用他人帮助，可以自行完成的一种清理肺部痰液的方法。

5. 咳嗽法包括哪些方法?

咳嗽法分为腹部推挤法和哈夫咳嗽排痰法。

6. 什么是腹部推挤法? 适用于哪些患者? 如何操作?

腹部推挤法（见图 10-3）又叫海姆立克式辅助咳嗽法。这种方法适用于咳嗽容量充足但咳嗽峰流速不足的患者，如消瘦的营养不良的慢阻肺患者。这种方法能够辅助膈肌快速上抬、增加胸膜腔内压，加快咳嗽峰流速。具体步骤如下：

（1）取坐位或半卧位，先进行深而慢的呼吸 5～6 次，后深吸气到最大，于深吸气末屏气 3～5 秒，继而连续咳嗽数次，使痰到咽部附近，再用力将痰咳出。

（2）站位时可在两腿上置一枕头，顶住腹部，咳嗽时身体前倾（俯卧应屈膝），这样有利于腹肌收缩。也可以由家属或护理人员帮忙，将一只手手掌置于患者上腹部，在患者咳嗽的同时，手掌用力往膈肌方向推。

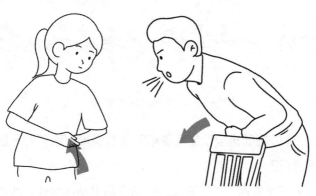

图 10-3　腹部推挤法

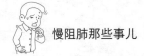

7. 什么是哈夫咳嗽排痰法？如何操作？

哈夫咳嗽排痰法要求慢阻肺患者用腹部肌肉、控制咽喉的肌肉，以及肋间肌肉一起配合完成。具体步骤如下（见图10-4）：

（1）舒服地坐着，用腹式呼吸或缩唇呼吸做几次深呼吸（参见第十一章第四节）。

（2）将双手放在胸部下方，深呼吸。

（3）张开嘴并用力呼气，使用你的腹部肌肉同时发出"哈、哈、哈"的声音。也可以在发"哈"的时候用手按压下胸部。

（4）最后用腹式呼吸或缩唇呼吸，呼吸几次。

（5）重复步骤（2）到步骤（4），1～4次。

快速连续咳嗽2～3次似乎是最有效的清除黏液方法。第一次咳嗽会使黏液松动，随后的咳嗽有助于黏液从肺部移动到喉咙，这样就可以吐出来了。为防止咳嗽后用嘴吸气可能会导致痰液重新进入肺，咳嗽后一定要用鼻子吸气。

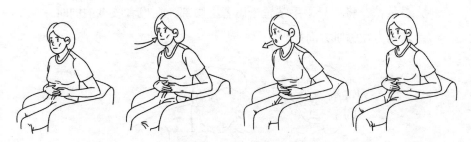

图 10-4　哈夫咳嗽排痰法

8. 体外振动排痰仪如何使用？注意事项有哪些？一般在什么时间进行？

慢阻肺患者家中可以购买一些简易的电动排痰仪，通过放置在患者的胸背部，可以辅助使痰液松动，易于排出。通常，可在使用振动排痰仪前进行雾化治疗。

需要注意的事项有：操作者在进行胸部叩拍不应该让患者感觉不舒服，操作时应隔一层衣服，减少对皮肤的刺激（多层衣物是没必要的）。叩拍幅度10cm左右为宜，频率2～5次/秒，每个治疗部位3～5分钟，重点叩拍需引流的部位，沿支气管走向由外周向中央。叩拍时患者要适当咳嗽。

叩拍一般在早晚进行，最好在饭前进行，饭后操作易致呕吐。饭前半小时内和饭后2小时内慎拍。

叩拍过程中注意观察患者，有无咯血、发绀、头晕、出汗、疲劳等情况。如有上述症状，应随时终止胸部叩拍（见图10-5）。

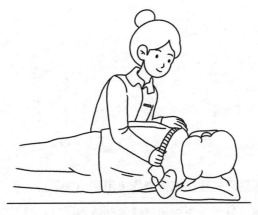

图10-5　体外振动排痰仪

9. 呼气正压排痰法如何实施？

呼气正压（PEP）装置由一个面罩（或咬口）和一个连接呼气阻力器的单向活瓣组成。一个压力计用于测量压力。潮式

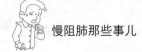

呼吸，轻微的主动呼气通过一个阻力器在呼气中段产生 10 ~ 20cmH$_2$O 的压力以维持气道开放。肺容积的增加，使得气体绕到引起小气道阻塞的分泌物的后方，以协助这些分泌物的排除。或增加了一个振荡阀，通过设备的呼气，气流会在气道中产生振荡，从而排除痰液。

10. 什么是振荡呼气正压？

振荡呼气正压（OPEP）治疗装置是用一种机械的方式打断气流，一个呼气阻力器在潮式呼吸的呼气段产生一个振荡气流。振荡气流可以降低黏液的黏弹性，更有利于黏液的排出（见图 10-6）。

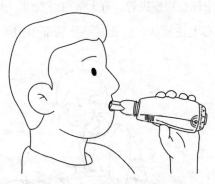

图 10-6　振荡呼气正压治疗装置

11. 振荡呼气正压如何操作（见图 10-7）？

（1）通过鼻子或用嘴通过呼吸器慢慢吸气，吸气量略大于潮气量，然后于吸气末屏气 2 ~ 3 秒。

（2）屏住呼吸后，指导患者以足够的流速，抵抗轻微的呼气阻力，以比正常稍快的速度用腹部肌肉呼气。

（3）通过设备的呼吸次数可为 6 ~ 10 次（一个周期）。这取决于个人的痰量、疲劳和呼吸困难的程度。

（4）用力呼气技术（呼气后呼吸控制）根据患者的临床状况，通过设备或在设备外重复 1 ～ 3 次。

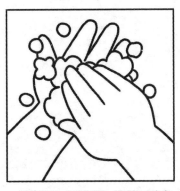

清洗双手，按照医嘱，设定阻力表盘

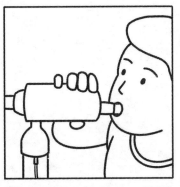

深吸 1 秒（不要用尽全力）后，屏气 2 秒

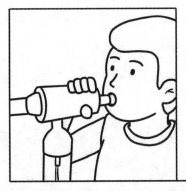

紧闭双唇完全包绕咬嘴，持续呼气3~4秒

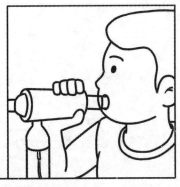

口含咬嘴继续深吸1秒，屏气1秒，呼吸3~4秒，完成第 2 次PEP呼吸

图 10-7 振荡呼气正压操作

［杨澄清 武汉市肺科医院（武汉市结核病防治所）］

第五篇

康复训练篇

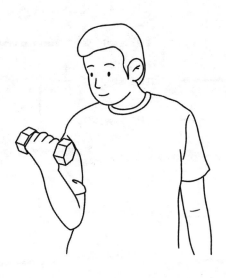

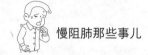

　　有不少慢阻肺患者会出现一个恶性螺旋的情况，或者可以称为"失能螺旋"。这个"螺旋"解释了在慢阻肺患者身上发生的呼吸困难逐渐加重的过程（见图1）：慢阻肺患者为了避免出现呼吸困难或气促而选择减少活动量，随着时间的推移，患者的活动能力和范围越来越少，身体功能也越来越差。

　　当然，这种生活能力不断降低的螺旋可能需要相当长的时间才能显现出来。从图1中可以看出，这种类似"爬行"的效应意味着只有当某些患者连一些最简单的事情都做不了时（如从椅子上站起来），他们才会意识到自己的情况越来越糟。当然，在某些特殊情况下，如慢阻肺患者急性加重时，或者因为其他疾病需要长时间住院时，或者出现严重的肺部感染时，身体机能的丧失速度会更快。

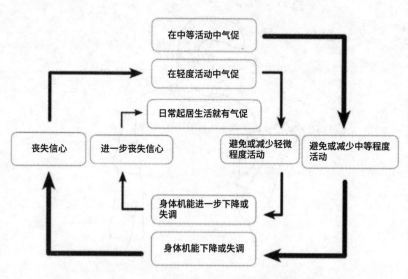

图1　机体失能/呼吸困难的恶性螺旋

好消息是，对大多数人来说，这种恶性循环在某种程度上是可逆的。虽然不能保证慢阻肺患者完全恢复他们的信心和身体功能，但是，只要通过持续和逐步进阶的康复训练，慢阻肺患者将会重新获得对生活的掌控能力。正规的肺康复需要专业的医护人员指导，因此，通常在医院的门诊和住院期间进行。但是，由于我国经济发展不平衡，医疗资源供给不充分和不平衡，肺康复治疗的相关人员还处于严重短缺的阶段，因此我们希望向慢阻肺患者及家属普及和提供一些可行的家庭康复训练的详细方案和方法，帮助他们改善生活质量。

1. 什么是肺康复训练？

1999 年，美国胸科学会将肺康复定义为：针对慢性呼吸损害患者的一组多学科治疗方案。它给予每位患者个体化治疗，目的是增强体质和提高社会参与能力及自主性。

狭义的肺康复训练主要是指肢体康复训练和运动康复训练——从基础的站姿、坐姿、休息状态下如何呼吸，到肢体运动，再到阻力练习和运动练习，以便减轻对环境的不适应，减少对疾病教育、物理治疗、心理和社会支持的依赖。有效的肺康复治疗在改善患者症状和提高患者的生活质量方面是很成功的。

2. 肺康复的主要目标是什么？

（1）减轻症状，减少劳动力丧失和残疾。

（2）提高健康的生活质量。

（3）提高自主功能，以最大能力参加每天的日常活动。

（4）改善日常活动中身体的、社会的和情感的状态。

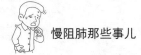

3. 肺康复的方法有哪些?

通常认为,对 COPD 患者的合理治疗应该是综合治疗(见表
1),包括戒烟、合理应用药物。对于患者个体而言,广义的康
复治疗作为一个整体的治疗策略,包括很多方法:①运动和体育
锻炼;②营养指导;③特定患者的睡眠监测;④心理评定,心理
压力;⑤疾病教育;⑥社会和行为干预。

表 1 肺康复治疗期间的多目标处理对策

疾病状况	建议处理方法
恶病质(严重营养不良)	营养补充 / 促进合成药物
肥胖	节食和谷类食物
活动耐力下降	运动训练(+ 缩唇呼吸)
肌肉无力	运动训练
抑郁 / 焦虑	认知行为治疗
应对技巧能力差	教育 + 目标设定
合并症	特定合并症治疗
生理失能	日常活动训练 监护下日常户外行走
正在吸烟	戒烟
痰液过多	气道廓清治疗
吸气肌无力	吸气肌训练
加重处理能力差	教育 + 技能训练
吸气能力差	教育 + 技能训练
有问题的日常生活能力	家庭适应及辅助服务

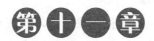

慢阻肺患者如何制订肺康复训练计划

康复计划覆盖从中度到非常严重的慢阻肺患者。但是，研究表明，GOLD 分级所包括的从 0 级（高危）到 IV 级（非常严重）的患者在康复计划中都能获益。最短的有效康复计划时间为 7 周。持续时间越长，获益可能越大。

第一节　慢阻肺患者为何需要运动？什么时机开展运动？

1. 为什么慢阻肺患者需要运动？

慢阻肺病患者不运动会产生以下四个方面的不利影响。

（1）肌肉流失。肌肉生长遵循"用进废退"的原则：其容量会因为经常锻炼而增长，也会因为身体活动减少而下降。如果你平时很少活动，甚至生活完全依靠他人，那么你的肌肉就会慢慢流失，力量也会相应降低。

（2）呼吸肌力量下降。与呼吸功能相关的肌肉同样也会"用进废退"：如果长时间缺乏运动，呼吸肌就会逐渐萎缩。等到疾

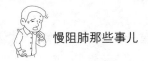

病急性发作需要更多呼吸的时候，薄弱的呼吸肌就派不上用场了，则容易导致病情进一步加重。

（3）身体功能减弱。长期缺乏身体活动不仅会使运动系统、呼吸系统功能下降，还会对神经系统造成不利影响。对于一些患者来说，长期久坐、很少出门的生活状态表面上很轻松，但这会使自己脱离社会环境。长此以往，思考和解决问题的能力以及与他人交流的能力都会有所退化。

（4）导致并发症。长期缺乏运动，身体对心脏工作量的需要就会减少，从而导致心输出量降低，心脏功能减退，如一些重症患者急性发作后，躺的时间比较长，突然起身就会出现头晕乏力的症状。

2. 肺康复治疗有什么好处？

康复治疗能够显著提升患者的活动耐量，有效减轻呼吸困难的程度，进而提升患者的生活质量。运动对 COPD 患者还有其他一些特别重要的益处。

（1）慢阻肺通常伴随着心脏病或循环问题，而运动可以帮助增强心脏和血液循环系统，有助于控制血压并改善心脏有效泵血的能力。

（2）有规律的运动可以改善睡眠质量，让患者感觉更有活力，并促进其保持更好的姿势、平衡和灵活性。

（3）运动还能有效抵消慢阻肺患者的许多不良情绪。被迫不活动会导致孤独和抑郁；运动已被证明是一种有效的情绪改善剂和自信提升剂。

（4）康复治疗还有助于降低患者的住院率，并缩短其住院时间，从而缓解慢阻肺所致的焦虑和抑郁情绪。

（5）增强患者的上肢肌肉力量和耐力，提高生存率。

3. 慢阻肺患者肺康复治疗的最佳时间是什么时候？

COPD 稳定期是肺康复治疗的最佳时期，而在急性发作期则应避免进行康复训练。对于持续存在呼吸系统症状、活动能力受限以及经过最佳药物治疗仍无法取得满意治疗效果的患者，肺康复治疗具有显著的价值。对于需要进行肺减容或肺移植的患者，术前和术后的康复训练更是至关重要的。

4. 哪些慢阻肺患者在接受肺康复治疗前需要谨慎？

需要注意的是，并非所有慢阻肺患者都适合接受肺康复治疗。以下情况的患者在接受康复治疗时需谨慎评估：①存在严重矫形外科或神经疾病导致活动能力下降，难以配合康复训练的患者；②同时有其他疾病且未得到有效控制的患者，特别是精神疾病或不稳定心脏疾病患者。针对这些患者进行康复治疗时，应充分考虑其特殊病情，制订个性化的康复方案，并在专业医护人员的指导下进行。

5. 如何制订康复训练计划？

为了更好地进行康复训练，患者和家属需要制订简单的康复计划，记录每天不同时间段的运动内容和运动量（见表 11-1），

表 11-1　制订计划表格

时间	星期一	星期二	星期三	星期四	星期五	星期六	星期日
清晨							
上午							
下午							
晚上							

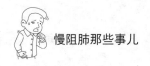

可以有效地督促患者进行康复运动，也能从中发现患者康复训练后的效果。

开始一项新运动并不容易，要确保最初的目标小且容易达到。在第一次锻炼的时候，目标尽量简单一些，训练目标确定后就要努力去做，看看能做多久。即使只能做 2 ~ 3 分钟也没关系；接下去，可以逐渐延长锻炼时间，到四五分钟，然后到六七分钟，以此类推。

这里有一些其他建议来帮助患者开始：①选择某一天开始锻炼，并把它写在日历上。②选择一天中精力最充沛的时间。对于许多慢阻肺患者来说，早晨是精力最充沛的时候。③确保在饭后至少等 90 分钟再开始锻炼，因为消化食物需要大量的能量。④制订计划让每天或隔一天都在同一时间锻炼，做出日程表提醒自己。⑤每次锻炼都记录下锻炼了多少分钟或者重复了多少次。这本锻炼日志可以帮助患者追踪自己的进步。⑥在锻炼和其他活动之间给自己留出休息的时间。

6. 慢阻肺患者锻炼应该保持什么频率？

锻炼的频率取决于几个因素，包括间隔多长时间、病情严重程度及整体健康状况。理想情况下，应该每周 4 次，每次做 20 ~ 30 分钟的运动。

有些慢阻肺患者发现，每隔一天锻炼一次对他们也很有帮助。因为这种规律性活动成为了患者日常生活的一部分，也给了患者休息的时间。如果患者每隔一天做一次运动，即使一次只运动几分钟，也会有很大的好处。因此，对慢阻肺患者而言，重要的是要有规律地锻炼，而不是能锻炼多少。

7. 慢阻肺患者每次应该锻炼多长时间?

锻炼时间的长短取决于患者的健康状况,这一点可以通过与医生交流来制订合理的目标。通常建议从每次 10 ~ 15 分钟开始,然后再逐渐增加。

患者也可以根据自己的身体情况,计算每次锻炼的时间。如果感到疼痛、呼吸急促或头昏眼花,那么应该减少锻炼的强度而不是减少锻炼时间。

可以利用 RPE 量表(RPE 是英文感知努力程度的缩写)来帮助衡量患者锻炼时的用力程度。RPE 的范围从 0 ~ 10 来衡量各种活动对慢阻肺患者来说是容易还是困难。0 分代表从椅子上站起,10 分代表跑了 1.5 公里或爬了几层楼梯。

一般来说,锻炼计划应该让 RPE 在 3 ~ 4 分。既不应该太难,否则不能坚持下去;又不能太容易,否则不能从锻炼中获益。

第二节　慢阻肺在什么情况下不能进行康复训练? 康复过程中出现疼痛和不适怎么办?

肺康复治疗的基本内容是对患者进行健康教育。教育可以改善用药技巧,提高自身处理疾病的能力,提高生活质量。因此,患者需要积极参加各种慢阻肺的健康教育,并贯穿肺康复治疗始终。它需要患者、家庭、医生和护理人员等共同合作才能获得较好的效果。

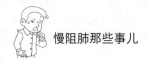

1. 对慢阻肺患者而言，如何减轻症状？

对慢阻肺患者而言，要积极主动接受教育，纠正不良生活方式和行为，学会一些技巧减轻症状。具体如下：

（1）戒烟。

（2）了解慢阻肺基本的病理生理与临床基础知识。

（3）掌握一般和某些特殊的治疗方法，如特殊的呼吸方法及痰液引流技巧、药物使用技巧等。

（4）学会自我控制病情的技巧。

（5）了解赴医院就诊的时机。

（6）学会如何尽可能减轻呼吸困难症状。

（7）到社区或医院定期随访管理。

2. 哪些情况下慢阻肺患者要暂缓进行肺康复训练？

（1）慢阻肺急性加重期。

（2）近期心肌梗死和不稳定心绞痛。

（3）进展期的关节炎使患者活动受限。

（4）合并其他器官功能衰竭。

（5）阿尔茨海默病。

（6）高度视力、听力障碍。

（7）糖尿病酮症酸中毒。

（8）血氧饱和度小于90%。

当然，出现以上情况的慢阻肺患者虽然不适合进行运动疗法，但大多数患者仍然需要戒烟，并接受心理和（或）营养干预。

3. 在康复训练的过程中，哪些情况要及时停止运动？

（1）出汗过多。

（2）乏力，特别是腿部没有力气。

（3）胸痛。

（4）任何形式的肌肉疼痛。

（5）头晕目眩。

4. 慢阻肺患者为何会产生疼痛?

慢阻肺患者由于静坐休息时间较长，所以即使是一些简单的休息状态下的肢体练习也有可能会引起胸部、颈部或肩膀的疼痛。

慢阻肺患者要知道疼痛是相对的，因为每一个人的疼痛忍受度（专业说法是阈值）是不同的。已经发现，血液中氧气含量低的慢阻肺患者更容易受到慢性疼痛的影响，也就是说可能对疼痛有更高的敏感性。不过请慢阻肺患者放心，在我们循序渐进地进行一些柔和的身体活动后，疼痛感受会逐渐降低。

5. 慢阻肺患者出现疼痛如何处理?

（1）慢阻肺患者要尽可能尝试做一些简单运动（如行走），如果出现疼痛，请停止运动并返回到运动的起始位置。

（2）如果表现为迟钝和疼痛，且症状会迅速消失，那么这不是疼痛，而是不适感。

（3）根据锻炼反馈检查你的身体状态，再次安排运动，你需要时间和耐心做准备。

（4）通过重复运动，关节、韧带、肌腱、筋膜和肌肉逐渐活络起来，身体也会灵活起来，运动范围通常会逐步增加。

6. 哪些症状要警惕"坏的疼痛"?

如果一个动作引起严重的、尖锐的刺痛，那么要警惕是"坏的疼痛"。例如，疼痛在 30 秒内没有消退，那么这是一个"坏

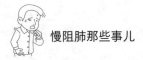

的疼痛"的信号。应该避免这种疼痛，并要注意自己有没有做错什么。

如果你在运动时感到剧烈的疼痛，即使疼痛非常严重，也不一定意味着你已经失败了。例如，有些慢阻肺患者一段时间内很少用手臂，那么他们就会驼背，而他们的肩膀也会变得僵硬。通过向后挤压你的肩胛骨，在背部挤压在一起时，可以让你的手臂更自由、更自然地移动。

第三节　肺康复的物理疗法包括哪些?

肺康复的物理疗法并不是简单的运动疗法。它还包括呼吸训练、体位排痰、胸廓活动度训练等。

1. 运动疗法包括哪些内容?

主要是进行四肢肌肉和呼吸肌功能的训练，包括:

（1）下肢肌肉训练：步行训练或采用功率自行车或平板运动训练。

（2）上肢肌肉训练。

（3）呼吸肌训练。

2. 呼吸肌训练包括哪些内容?

（1）腹式呼吸训练。

（2）缩唇呼吸训练。

3. 体位排痰的方法有哪些?

（1）叩打法。

（2）振动法。

（3）辅助呼吸法。

（4）催咳法。

4．如何进行胸廓活动度训练？

上肢运动包括举重物（小沙袋250～500g，每组10～15次，每次2～3组）、上肢弹力带操、上肢功率车等。上肢运动对完成生活自理、家务劳动是非常重要的。下肢运动包括步行、蹬车、爬山、跑步机和功率自行车运动等。下肢运动对提高运动耐力、扩大活动范围、生活自理、社会活动参与是很重要的。

第四节　慢阻肺患者如何有效地控制呼吸？

首先要告诉慢阻肺患者如何控制自己的呼吸：重要的是，不要试图屏住呼吸超过5秒或6秒而不放一点气。如果屏住呼吸，患者肺部的压力感受器会开始向大脑发出警报，让其感到特别不舒服；如果在相当大的努力下屏气超过10～15秒，不仅患者的肺会警告即将到来的死亡，而且其血液中的氧气水平会被耗尽，向患者大脑发送更多的紧急信号，迫使其以一种不受控制的方式呼吸，类似于严重的呼吸困难。

保持平稳呼吸，有助于氧气充分转移到血液中，患者应该避免过快地呼吸。这是患者需要练习的。在患者做所有的动作时，都要尽量慢慢地呼气。

慢阻肺患者需要在日常掌握一些控制呼吸节律和呼吸方式的

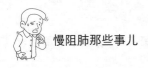

技巧，这里给大家做一些介绍。

1. 做什么可以帮助患者改进呼吸技巧？

（1）保持头和躯干垂直。这样可以让头部对躯干的压力最小。

（2）保持肩膀外展，让肩部最外侧保持直线。这样可以让胸廓最大程度张开，增加肺的容量。

（3）静息状态下呼吸频率保持在 14 ~ 16 次 / 分，呼气与吸气的时间比为 3 ∶ 1（即呼气 3 秒，吸气 1 秒）。

（4）呼吸的过程尽量不要太用力。

2. 经鼻呼吸的好处是什么？如何有效控制呼吸？

经鼻吸气的好处有：①经鼻吸气时，空气经过鼻腔后可以加温加湿，减少对气道的刺激；②鼻腔内有鼻毛和黏液可以过滤和清除掉一些微生物、粉尘，净化吸入气道内的空气，减少感染的风险，尤其对一些免疫功能低下和慢性呼吸系统疾病的患者很重要。但是对于有鼻炎或鼻窦炎的患者来说，因为有鼻腔堵塞的问题，鼻子吸气可能会变得困难或不舒服，这时可适当地用嘴巴吸气来代替；同时要积极寻求解决方案，尽早恢复用鼻子吸气。

在静息状态下或身体感觉舒适状态下的低强度活动时，慢阻肺患者可以不必仅通过鼻腔呼吸，可以采取鼻吸气和嘴呼气的方式。当身体的氧气需求增大时，需要快速、有效地，尽可能无压力地吸入空气，这就是下面要提到的腹式呼吸法。

3. 腹式呼吸如何有效控制呼吸？

腹式呼吸又被称作横膈膜呼吸，可以帮助你轻松吸入更多空气。

（1）舒适地仰卧或坐直并靠在椅子上。

（2）将一只手放在胸部，另一只手放在腹部。

（3）用鼻子慢慢吸气。腹部应向外推，而胸部保持平坦。

（4）吸气2下，再呼气4下，腹部肌肉收缩帮助排出肺部的空气。同时，胸部仍然要保持静止（见图11-1）。

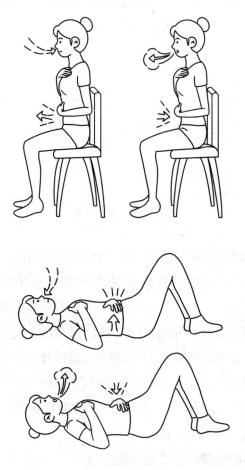

图 11-1　坐位和卧位下进行腹式呼吸练习

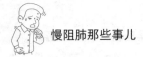
当患者对这种呼吸方法越来越熟练时，可以在进行一些活动时尝试一下（如上楼、打扫厨房或看电视等）。也可以在冥想、做瑜伽或打太极拳时练习腹式呼吸。

4. 缩唇呼吸如何有效控制呼吸？

缩唇呼吸是一种节能的呼吸方式。它能够把患者的呼吸做功降低，减少呼吸困难的情况。正确的做法是（见图 11-2）。

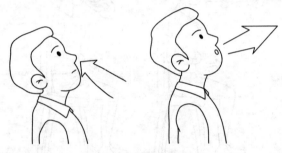

图 11-2　缩唇呼吸

（1）以舒适的姿势坐着，放松颈部和肩部肌肉。

（2）用鼻子吸气，数到 3。吸气的同时最好去感受腹部发力，慢慢鼓起肚子，就像一个气囊，用腹部的力量带动吸气。

（3）噘起嘴唇，用吹哨子的口型，缓慢地把气吐出去。记住是用嘴呼气而不是用鼻子，尽量将气全部呼光。

（4）呼气，数到 6。缩唇呼吸时吸气和呼气时间的比例通常要达到 1 : 2，甚至 1 : 3，如可以在心里默默数数，吸气数 2 下，吐气就要做到数 4 ~ 6 下。

5. 如何把握呼气的速度和程度呢？

可以试想让空气从嘴里逸出，就好像试图让面前燃烧蜡烛的火焰飘动，而不是吹灭蜡烛。

有些慢阻肺患者进行缩唇呼吸时采用"深呼吸"模式。其实这是错误的，应该是平静呼吸，因为如果患者反复做深呼吸，很容易造成"呼吸性碱中毒"，表现为头晕、口周和手脚麻木。

6. 伸展运动如何有效控制呼吸？

（1）舒服地坐着，肩膀向后靠。缓慢而深沉地吸气。

（2）呼气时放低下巴。

（3）吸气，同时慢慢将头部移回中立位置。

（4）左右点头，随着呼吸轻轻而自然地移动。

（5）回到中立位置并重新开始。

肩部转动：完成头部倾斜后，尝试转动肩部。站立，双手自然垂在身体两侧。吸气，然后慢慢向前转动肩膀，放松，再次吸气，慢慢向后转动肩膀。放松并重复，直到感觉良好（见图11-3）。

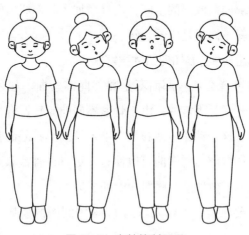

图 11-3　有效控制呼吸

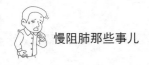

7. 为什么不建议慢阻肺患者进行吸气肌的训练？

对于早期慢阻肺患者，不需要针对吸气肌的康复训练。吸气能够也应该是一个相对被动和没有压力的运动。慢阻肺患者用力吸气更有可能诱导压力，对减轻焦虑和呼吸困难的作用有限。吸气肌的训练之所以对慢阻肺患者不利，还有一个原因就是它类似于吸烟者用力吸烟的动作。吸烟者经过多年吸烟，养成了一种与正常人不同的呼吸方式。不少吸烟者用力吮吸香烟的时候会出现颈部肌肉的收缩，这可以使颈部前部的辅助吸气肌肉收缩，出现三凹征，导致吸气费力的极端感觉。

8. 慢阻肺患者要如何坐才更舒服？

一是慢阻肺患者坐位时最好向前倾，目的是向前倾斜骨盆，让腹部向前倾倒，为膈肌活动提供更多的空间。二是将肘部放在膝盖上，目的是消除手臂对颈部肌肉的重力，并部分抬起肩胛骨，以进一步打开肋骨。三是要将双腿分开，因为闭合的大腿不仅限制了腹部向前倾斜的空间，而且增加了腿部肌肉的压力，使骨盆向后倾斜，而不是向前倾斜。

9. 慢阻肺患者要如何趴才更舒服？

大多数患者会从腰部而不是臀部向前弯曲。如果你从腰部向前倾斜，骨盆是固定的；由于骨盆不向前旋转，脊柱必须通过弯曲来补偿。这个动作迫使腹部向上推挤膈肌，限制膈肌正常工作。因此，从臀部向前弯曲可以使脊柱更直，骨盆和腹部可以一起向前倾斜，有效地减少膈肌向上的压力。

如果你要趴着，可以采取图11-4中间图的姿势。这样腹部会向前倾斜，并可以在两腿之间垂下，允许膈肌有充分的空间收

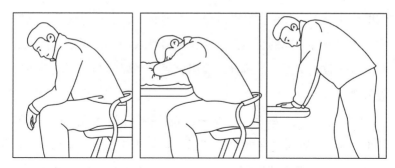

图 11-4　慢阻肺患者的坐姿、趴姿和站姿

缩将空气吸入肺部。通过抬起手臂，肩胛骨被拉起，帮助扩张肋骨，让头部靠在手臂上，使颈部肌肉暂时放松，进一步减轻身体的压力。

10. 慢阻肺患者什么样的站姿才能更舒服呢?

好的站姿是当你站着时，最好把手放在桌子上或者某个支撑物（如拐杖）上支撑身体。这种站立向前倾斜的姿势可以让腹部向前倾斜，让横膈膜下移，为胸腔提供更大的空间，同时也让颈部肌肉松弛，并部分抬起肩胛骨让胸廓更容易扩张。这样，会让吸入时相对容易，并且更舒适。

要注意的是，如果背部没有保持笔直并且从臀部开始倾斜，腹腔内脏器会将横膈膜向上推，从而阻止膈肌运动，反而会使呼吸困难加重。

11. 出现"通气过度综合征"要怎么办?

慢阻肺患者出现身体不适或者焦虑紧张状态时，会发生"通气过度综合征"，表现为持续的呼吸急促和呼吸困难。通气过度引发肺部呼出过多二氧化碳，导致血液中的酸碱度偏向碱性（酸

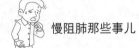

碱度＞7.45），患者会出现口角和手脚麻木、头晕等现象。这时候身体对这种情况的自然反应不是减慢呼吸频率，而是加快呼吸频率，导致病情恶化。因此，慢阻肺患者需要学会控制和调节呼吸节奏。

可以教大家一些简单方法来纠正这种情况：通过鼻子呼吸，从1数到4，暂时屏住呼吸，然后让空气出来，从1数到4。这样呼吸频率会降低到每分钟10～12次，血液中的酸碱度又会恢复到中性。

还有一种克服过度换气的方法被称为"嘘"的技术（见图11-5），具体如下：站直，通过有节奏的呼吸（呼气数"1、2、3"，吸气数"1"），将呼吸频率减慢到大约每分钟15次。然后将任一食指放在你噘起的嘴唇前，当呼气数到"3"时，就主动发出"嘘"声。重复这样的动作，直到呼吸稳定下来。

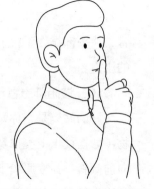

图11-5 "嘘"的技术示意图

第五节　如何评估康复效果?

"我按照医生的指导锻炼了一个多月。本来应该过两个月再去医院评估，可是我最近就想看看康复锻炼是否有效。有没有自己测试的方法呢？"慢阻肺患者王大伯问道。

那么，慢阻肺患者如何自己判断康复训练的效果呢？这里给慢阻肺患者介绍了8种居家判断自身状态的方法。

1. 2分钟踏步试验如何操作?

2分钟踏步试验是用于判断心肺功能的。开始前先准备好秒表、皮尺(或绳子)、颜色醒目的胶带(见图11-6);然后侧身靠墙直立,用皮尺或绳子量取髂前上棘与髌骨上缘的中点,并且在墙上用颜色醒目的胶带在相应高度做标记,作为膝关节抬起的标准高度;按下秒表后开始原地踏步,每次膝关节都要抬至标准高度,记录2分钟内一侧腿达到标准高度的次数(见图11-7)。

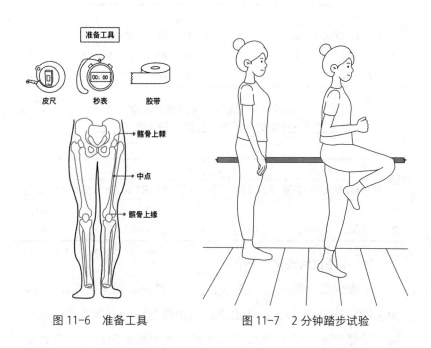

图 11-6　准备工具　　　　图 11-7　2分钟踏步试验

有平衡问题的患者可以靠着墙或者结实的椅子站立,以保持身体稳定。如果很难把膝盖抬到标准高度,那就放慢脚步或者休

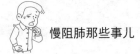

息一会儿，时间照计不误。

试验结束后可以对照下面的两个表格看看自己是否达标。比如，70 ~ 74 岁的女性应该能踏步 68 ~ 101 次，相同年龄段的男性应该能够踏步 80 ~ 110 次。如果想维持一个比较好的身体功能，就可以参考表 11-2 里的正常下限。大家每个月也可以和自己上个月的测试结果作比较，看看是否在慢慢进步。

表 11-2　试验结果参考范围

单位：次

性别	年龄						
	60~64 岁	65~69 岁	70~74 岁	75~79 岁	80~84 岁	85~89 岁	90~94 岁
女	75 ~ 107	73 ~ 107	68 ~ 101	68 ~ 100	60 ~ 90	55 ~ 85	44 ~ 72
男	87 ~ 115	86 ~ 116	80 ~ 110	73 ~ 109	71 ~ 103	59 ~ 91	52 ~ 86

表 11-3　试验结果标准参考值
（能够维持功能性活动、生活自理的基本标准）

单位：次

性别	年龄						
	60~64 岁	65~69 岁	70~74 岁	75~79 岁	80~84 岁	85~89 岁	90~94 岁
女	97	93	89	84	78	70	60
男	106	101	95	88	80	71	60

2. 平衡试验如何操作？

平衡试验分为三步（见图 11-8）：首先双脚完全并拢站立，如果能坚持 10 秒钟，就要给自己增加难度——双脚位置变成一前一后错半步，即一侧脚跟对准另一侧大脚趾的侧面，看看能否站住 10 秒钟。如果很难维持平衡，要向前迈步或者扶东西了，那就中断试验；如果能够轻松地维持平衡，就要继续增加难

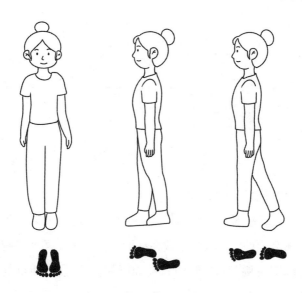

图 11-8 平衡试验

度——双脚位置变成一侧足跟对准另一侧足尖，然后再尝试站立10 秒钟。

试验过程中最好有家属陪伴，避免在此过程中真的摔倒了。假如第一个 10 秒都无法坚持，则说明你跌倒的风险较高；反之，3 个 10 秒都坚持下来了，就说明你的平衡能力较好。

3. 四米步行试验如何操作?

提前在地面上量出 8 米的距离，找两把椅子作为标志物，分别放在距离起点和终点 2 米的位置上，然后以平时的步速从起点往终点走，不要刻意加快或者放慢速度（见图 11-9）。

刚开始的 2 米和最后的 2 米不要记在试验结果里，而是要看中间 4 米走了多长时间。如果 4 米走了 4 秒左右，则说明步速基本正常；如果用了 10 秒以上，则说明步速过慢。

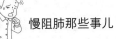
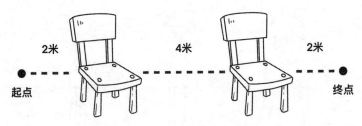

图 11-9　四米步行试验

4. 坐站试验如何操作？

坐站试验是对下肢肌肉的一个挑战。试验开始前先坐在椅子上，背部保持直立，双脚平放在地面上，双手交叉抱在胸前；试验开始的同时按下秒表计时，在 30 秒内尽可能多地重复由坐到站的动作，要完成完全的站立姿势然后坐下，臀部以接触椅子坐位为准，记录 30 秒内独立坐站动作的次数（见图 11-10）。

也可以尝试以最快的速度连续 5 次独立坐站，指令开始即计时开始，第 5 次坐到座椅上则计时结束。如果 5 ~ 8 秒就完成了测试，则说明下肢肌肉爆发力较好；如果超过 20 秒才完成，则说明爆发力较差。

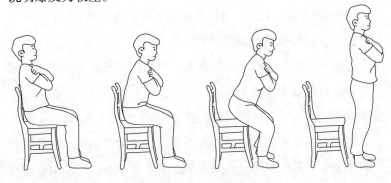

图 11-10　坐站试验

5. 三米往返走试验如何操作？

三米往返走试验不仅考验下肢肌肉力量，也考验平衡能力。试验前需要准备一个凳子，并在凳子前面 3 米的位置放一个标志物。试验开始的同时按下秒表计时。以凳子为起点沿着直线向前走，走到标志物的位置之后要绕过去再往回走，然后再坐在凳子上并结束计时（见图 11-11）。

一般来说，60 ～ 69 岁的老年人完成三米往返走的时间在 10 秒以内通常提示身体活动能力较好，10 ～ 13 秒为中等水平，超过 13 秒则可能提示身体活动能力相对较差。70 ～ 79 岁的老年人完成三米往返走的时间在 12 秒以内可视为身体活动能力较好，12 ～ 15 秒为中等水平，超过 15 秒则表示身体活动能力欠佳。80 岁及以上的老年人完成三米往返走的时间在 15 秒以内为不错，15 ～ 20 秒为中等水平，超过 20 秒则表示身体活动能力较弱。

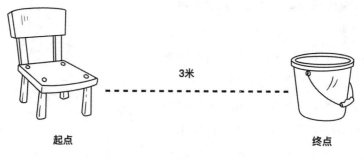

图 11-11　三米往返走试验

6. 握力测试如何操作？

握力测试的结果和肌肉力量有关，也能体现全身的营养状况。可以在网上买一个握力计，用平时惯用的手进行测试，手臂在身体侧面自然地下垂，肘关节伸直，握力计表面向外，用力攥紧把手，测 2 ~ 3 次，取最大的数值（见图 11-12）。

握力测试数值越高越好，但是有一个正常的下限：如果男性握力低于 28 公斤，女性握力低于 18 公斤，就说明力量较弱，应该开始进行相应的康复锻炼了。

7. 30 秒手臂屈曲试验如何操作？

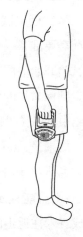

图 11-12　握力测试

30 秒手臂屈曲试验是测试上肢肌肉持续工作的能力。开始前先坐在椅子上，背挺直，双脚平放在地面上。用你的惯用手握住哑铃，肘关节伸直，手臂自然垂在身体侧面。试验开始的同时按下秒表计时，每次弯曲手臂之后都要回到开始的位置，在 30 秒内尽可能多地重复屈肘动作。一般来说，女性使用 5 磅重（约 2.3 公斤）的哑铃，男性使用 8 磅重（约 3.6 公斤）的哑铃（见图 11-13）。

在该试验中，60 岁以上男性

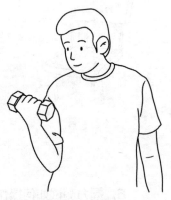

图 11-13　30 秒手臂屈曲试验

30秒内完成10～18次可认为上肢力量和耐力处于中等水平，完成18次以上则表明上肢力量和耐力较好，完成10次以下则表明相对较弱；60岁以上女性30秒内完成8～15次属于中等水平，完成15次以上为较好，完成8次以下则提示上肢力量和耐力较差。但这些数值只是参考，会因个体的身体状况、运动习惯、是否患有慢性疾病等因素而有所波动。

8. 抓背试验如何操作？

抓背试验是考验柔韧性的一个测试。站立并挺直后背，将左手绕过左肩放在背后，手背朝外，再将右手放在下背部，手心朝外；双手尽可能地沿着脊柱互相靠拢，让家人帮忙测量两手中指指尖的距离，看看中间为多少厘米（见图11-14）。

正常情况下，双侧手在背部能够到达的位置大致相同，且一般患侧手可以达到胸7棘突附近的水平（大约在两肩胛骨下角连线的水平）。如果患侧手在背部向上伸展的程度明显低于健侧手，如患侧手与健侧手所到达的位置相差超过两个椎体的高度，则提示患侧肩关节活动度受限。

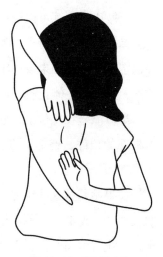

图 11-14　抓背试验

（戴慧玲　同济大学附属东方医院）

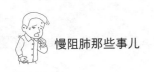
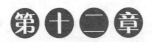

慢阻肺患者如何做简单肢体康复训练

第一节　慢阻肺患者上肢康复训练要怎么做?

上肢康复训练可以选择坐位,也可以选择站位。首先,患者要选择一把结实的椅子,如餐椅或办公椅。椅子应该有一个垂直和稳定的背部。如果没有牢固的直立椅子,那就尝试坐在座椅的前部,并保持上体正直,向后和向下拉肩胛骨。

尽可能坐在座位上,屁股紧贴椅背,使人体重心正好落在大腿根部的顶部、臀部下方。这种姿势可以稳定骨盆,舒展背部,让背部和颈部位置更高。

如果站着做这些练习,需要记住始终保持膝盖稍微弯曲,弯曲大约3°或4°。保持头部向前直视,膝盖轻微弯曲使臀部稳定,阻止骨盆向前倾斜,使腹部向前膨出,这将有助于减少来自腹部和下背部施加的压力。

1. 侍者练习如何操作?

这是最常用的上肢练习方法。具体如下:先坐下或站直,上臂贴紧腰部,手肘弯曲,手掌朝上,双手放在面前,始终保持肘部接触腰部的两侧。接着把你的手指伸开，转动前臂旋转 90°，这时你的肩胛骨会挤在一起并向下沉（见图 12-1）。

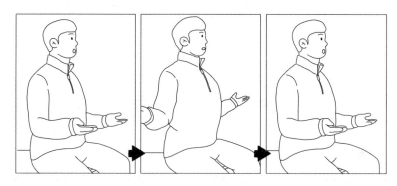

图 12-1　侍者练习

在这个过程中胸部会扩张，肺会自动吸入空气，不需要主动吸入空气，而是让肺自然充满。最后，放松手，让其回到起始位置，通过噘起的嘴唇慢慢呼气。

2. 手放在脑后练习如何操作?

坐直或站直，双手放松，轻轻地放在大腿上，手臂向后和向下，眼睛向前看；然后将一只手放在脑后，肘部高高举起。当举起手臂，胸部会被打开，空气会自动进入肺部，不需要主动吸入空气。最后，把手放回起始位置，通过噘起的嘴唇慢慢呼气（见图 12-2）。

3. 手摇泵练习如何操作?

坐直或站直，伸直头，眼睛水平向前看，用一只手握住另一只手的拇指，然后向上和向后拉你的肘部，慢慢地将手拉高，直到把拇指放在下巴处。胸部会被打开，空气会自动进入肺部，不

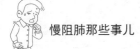

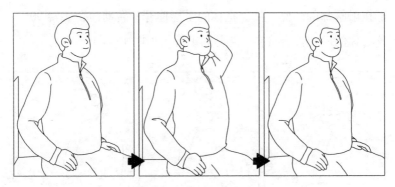

图 12-2　手放在脑后练习

需要主动吸入空气。最后，把手放回起始位置，通过噘起的嘴唇慢慢呼气（见图 12-3）。

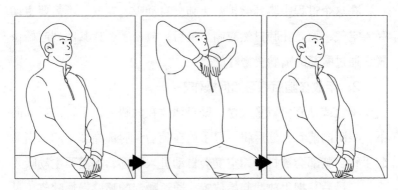

图 12-3　手摇泵练习

这三种手臂练习都很简单，动作幅度也不大，慢阻肺患者做起来不会感到吃力。这些练习的目的首先是重新学习如何伴随着运动进行呼吸；其次是要认识到正确的运动会自动让你的肺充满和排出空气，而不必通过用力吸气或呼气。

第二节　慢阻肺患者下肢康复训练要怎么做？

由于下肢的肌肉没有直接与肋骨相连，因此下肢康复训练的重要性看上去似乎不如上肢训练。然而，下半身运动通过对骨盆的作用仍可以对肺部产生相当大的间接影响。我们可以看到，骨盆是附着在脊柱下部的骨结构，就像一个悬挂的平台，供上半身工作，双下肢则附着在骨盆上。骨盆通过背部和腹部的肌肉连接到肋骨——它们共同作用以改变腹腔的体积。这个过程不仅可以帮助身体保持直立的姿势，还可以使肠道保持在适当的位置。

胸腔和腹腔之间的相对压力在横膈的有效工作中起着重要作用。腹部肌肉和背部肌肉及下肢肌肉的同步收缩导致腹腔内压力的升高。随着腹腔压力升高，这个压力会向下推动骨盆底并且向上推动膈肌。由于涉及小腿收缩的力往往很强大，因此腹部和背部肌肉必然产生的反作用力相当大。这就是为什么要学习如何正确地将下半身运动与呼吸模式同步的原因。

慢阻肺患者由于呼吸困难，活动量明显减少。有些人多年来甚至几十年都没有做过任何可能被视为身体挑战的事情。例如，跑步、跳跃、踢或挤压腿。慢阻肺患者可以先尝试恢复这些自然运动，感受下肢肌肉在做这些事时的感觉。

在进行下半身康复训练前，慢阻肺患者要注意避免两个常见误区。

第一个是患者在抬起腿时屏住呼吸。屏住呼吸会导致膈肌变成不可移动的物体，在抬腿的过程中胸腔体积减小，膈肌会阻止

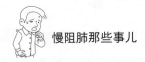

腹腔向上挤压，必定会限制膝盖可以抬起的高度。

第二个也是更常见的是患者抬起腿时吸气。这会导致膈肌向下降到腹部区域，这不仅严重限制骨盆和髋部的运动强度和范围，而且由于髋屈肌单独工作，因此有可能对脊柱造成潜在伤害。

下肢的具体运动方式有高抬腿训练、脚跟到底部练习、坐—站练习。

1. 高抬腿训练如何执行？

站直，肩膀向后，头直视前方，抓住高脚椅的靠背并保持足够距离，这样就可以抬起膝盖而不会磕伤膝盖。在抬起腿前，积极地锻炼腹部肌肉。在慢慢抬起一条腿的同时，默念"一千、两千、三千"，并通过噘起的嘴唇呼气。最后，将腿放下，让肺自然地充满空气（见图12-4）。

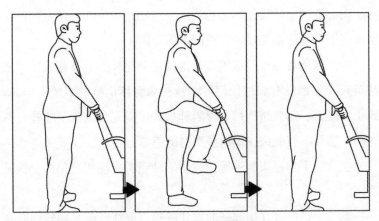

图 12-4　高抬腿训练

每次练习每条腿重复这样的动作 10 次，然后再换另一条腿。

2. 脚跟到底部练习如何执行？

站直，肩膀向后，头直视前方，抓住高脚椅的靠背并保持足够距离，在椅后慢慢抬起一只脚跟时，心中默念"一千、两千、三千"，并通过缩唇进行呼气。

不要抬起腿，因为这会导致腿脚抽筋。最后将脚放低，让肺自然充满空气并默念"一千"。

3. 坐—站练习如何执行？

先站起来，肩膀向后，头直视前方。让小腿肌肉接触椅子座位的前部，确认其就位。先用缩起的嘴唇呼气，慢慢坐下时继续向前看，默念"一千、两千、三千"来控制坐下的速度。

落座时暂停一下，默念"一千"，让肺自然地充满空气。

重新慢慢站起来时，继续向前看，通过缩起的嘴唇呼气。在站立的过程中，默念"一千、两千、三千"来控制站立的速度。站立到位后暂停，默念"一千"，让肺自然地充满空气（见图 12–5）。

以上的几种训练方法每天重复 10 次，可以循序渐进，第一天只练习一种方式，但为了加深记忆，要在 4 个不同时间段各重复 10 次。第二天，第一种方式只要重复 10 次，增加第二种方式在 4 个不同时间段各重复 10 次。依次进行。最后，三种方式交替进行练习。

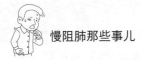

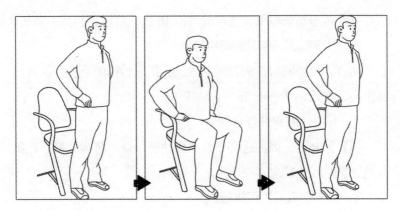

图 12-5　坐—站练习

（沈凌　西湖大学附属杭州市第一人民医院）

第十三章
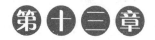

慢阻肺患者如何进行运动康复训练

第一节　什么是有氧呼吸和无氧呼吸？运动前要做好什么准备？

1. 有氧运动和无氧运动有什么区别？

（1）有氧运动：简单地说，在氧气比较充分的条件下，全身主要肌群参与进行有节律的中低强度的运动。它的特点有：第一，中低强度；第二，持续时间可以比较长；第三，氧气参与充分。长跑、骑自行车、远足、划船和运动课程都是有氧运动的形式。其主要功能和作用包括增强心肺功能、提高耐力、燃烧脂肪。

（2）无氧运动：当从事的运动非常剧烈，或者是动作急速爆发（如举重、百米冲刺、摔跤等），机体在瞬间需要大量的能量，而有氧代谢不能满足身体此时的需求时，肌肉中的糖就会进行无氧代谢，以迅速产生大量能量。这种状态下的运动就是无氧运动。相对于有氧运动，无氧运动的效能低且会释放出更多的废物（如乳酸）。乳酸会积聚在肌肉中，不会被循环的血液带走。因此，无氧运动比有氧运动更有疼痛感，对身体的伤害也更大。

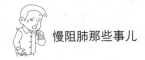

久坐的慢阻肺患者往往只进行微小的活动，因此他们通常采用无氧运动的方式使用储存在肌肉中的能量。他们很少做任何类型的足够长时间的运动来利用自身的有氧系统，这就导致该系统失调。

2. 运动康复训练前需要做什么准备？

第一，要放松身体。

第二，康复训练前充分休息，训练在饭后1小时之后进行。

第三，要学会放慢呼吸节奏，让吸气和呼气的时间延长，最自然的节奏是在呼气时心里默念"1、2、3"，在吸气时默念"1"。这种有节奏的呼吸很容易与腿部和手臂的运动相协调，如踏步、踏板或其他任何有节奏的运动。

3. 轻度运动练习方式有哪些？

轻度运动练习有两种方式：原地踏步和来回挥拳。

4. 慢阻肺患者如何进行原地踏步的练习？

如果可以舒适和安全地站立并移动双腿，就尝试原地踏步行走：站起来，肩膀向后，双手放松地垂在身体的侧面（但不要表现出软绵绵的状态）。

接着，开始计数和控制你的呼吸：呼气时心中默念"1、2、3、4、5、6"，吸气时心中默念"1、2"。

完成三个呼吸循环后，开始在每个计数中添加腿部运动——进行小幅度的原地踏步。这意味着在呼气时走三步，在吸气时走一步（见图13-1）。

重复上述循环，行走10~20个循环，然后静止不动。停止后，继续以3：1的比例进行呼和吸。

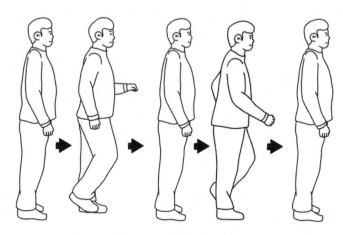

图 13-1 原地踏步练习

5. 慢阻肺患者如何进行来回挥拳练习？

坐在椅子的前面，肩膀和肘部向后，拳头放在身体的侧面（腰要挺直）。接着，开始计数和控制你的呼吸，呼气时心中默念"1、2、3、4、5、6"，吸气时心中默念"1、2"。

完成三个呼吸循环后，开始在大约肩膀水平上挥拳，围绕身体的中轴线旋转你的身体，在每个计数中做一次手臂运动。

这意味着呼气时要挥动三拳，吸气时只要挥动一拳（见图13-2）。

6. 原地踏步、来回挥拳练习需要注意什么？

无论是原地踏步还是来回挥拳，重要的是不要用力过猛。如果已经很好地学习了呼吸模式和呼吸练习，那么应该会发现这些练习非常简单。但同时要确保，在感到呼吸困难之前停下来。慢阻肺患者要学会控制住自己的练习节奏，气喘吁吁带来的压力和

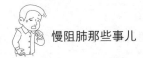
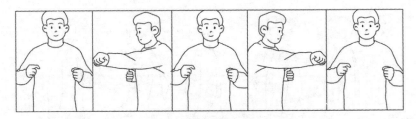

图 13-2　来回挥拳练习

紧张意味着你失去了对身体的控制。

运动者应该感觉到肌肉轻轻地和有节奏地工作。如果能想象自己的身体放松和平静，那么更有可能发现运动感觉良好，毕竟运动是人体的自然状态。几乎每个人在静止一段时间后移动都会感觉良好。享受这种感觉，并用它来增强自我意识，提高对身体的信心，这样才不会因为运动带来呼吸困难的烦恼。

有些慢阻肺患者可能不适应这种呼吸模式，因此需要强调，3：1的节奏不是一个严格的规则。例如，你可以让吸气时间稍微长些，节奏可以变成2：1（呼气数4、吸气数2）。

7. 适合慢阻肺患者的运动类型有哪些？

对于慢阻肺患者来说，有两个大项是运动时必选的，即有氧运动和抗阻运动。有氧运动中最常用的是步行和踏车。步行过程中全身都在运动并且不需要刻意学习；踏车则比较节省空间，而且一些精细的运动测试也是以蹬自行车的形式进行的。

抗阻运动中最推荐的就是使用弹力带训练。这种训练有两大优势，一个是可以根据强度需求选择不同厚度的弹力带，另一个是随时随地都能练。下一节会讲解具体的锻炼方法。

8．如何选择适宜的运动强度、频率和时间呢？

下面给患者推荐一个自我检查的方法用以确定运动强度。即以 0 ～ 10 分为评分范围。其中，0 分对应的是安静时一点儿都不觉得气促和疲劳的状态；10 分则对应着非常难以忍受、极度呼吸困难的状态。运动时的感觉应该在 4 ～ 6 分：4 分是觉得有一点儿累但并不是特别严重；6 分则是"非常累"或者"很累"的状态。

9．慢阻肺患者应该如何控制运动频率和时间呢？

需要注意的是，很多慢阻肺患者合并有心血管的问题，平时很久没有活动了，突然一活动可能会有风险。所以，不能只靠自我感受去确定运动强度，最好还是能够到医院进行运动评估，来规避更多的风险。

在运动频率和时间方面，一般推荐 40 ～ 64 岁的慢阻肺患者每星期至少进行 2 天中等或更高强度的肌肉抗阻活动，要涉及所有的主要肌群，如背部、胸腹部、腿部的大肌肉群。此外，每周应该进行 150 ～ 300 分钟的中等强度有氧活动。

65 岁以上的慢阻肺患者应该从少量身体活动开始，逐渐增加频率、强度和持续时间，每次持续时间 15 ～ 60 分钟。运动持续时间与运动强度可以调节：运动强度大的时候可以缩短运动时间，运动强度小的时候可以适当延长运动时间。对于有明显间歇性跛行、功能储备量很低、体质虚弱的患者，在其运动时间内不能持续进行规定的运动强度时，可以采用间断的运动方案：如出现症状（跛行、疲劳、呼吸困难）时终止运动，休息后症状消失再开始运动，直到再次出现症状。

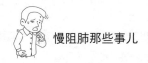

最后提醒患者，运动前后要根据自身情况及时休息和吸氧。初学者可以在家属的陪伴或协助下锻炼。如果出现心率过快、指脉血氧饱和度＜85%、难以忍受的胸闷气短、强烈的疲劳感等情况，则要立即停止活动。

第二节　什么是真正的有氧练习？有哪些方式？

能提高心脏和呼吸频率的持续运动被称为"心血管运动"。长时间进行心血管锻炼需要循序渐进。通常一开始是短暂的、舒缓有节奏的运动，中间有休息时间。这样慢阻肺患者的呼吸可以恢复正常，再次强调要避免上气不接下气。

当慢阻肺患者开始进行心血管锻炼时，有些患者真的不愿意做太多的心血管锻炼，因为他们过去曾过度运动而感到吃力，而有些人则过于用力。其实，锻炼的程度就是患者开始感觉到呼吸频率和呼吸深度增加到还没有喘不过气来之前就停下来，防止在锻炼中出现恐惧、恐慌、沮丧和呼吸困难。这样才能确保锻炼的成功。切忌过度锻炼！

通常推荐大家每次进行30秒到1分钟的短时锻炼，每次间隔2～3分钟，每组做4～5次。渐渐地，随着身体适应运动，关节会开始变暖，变得更加灵活；血液流动更容易，为身体输送氧气、营养；呼吸模式通常会很自然地稳定下来。此时，慢阻肺患者会惊讶于自己原先在休息时还难以呼吸，当他们习惯于再次活跃时，他们实际上可以相对轻松地呼吸了。

　　那么，具体选择哪一种锻炼方式呢？这取决于慢阻肺患者的身体状况，有没有其他疾病以及肺功能的评估结果。现在很多小区都会有些健身器材，慢阻肺患者也可充分使用这些器材进行身体锻炼。

1. 斜倚自行车练习法如何进行？

　　固定式斜倚自行车（见图 13–3）是最值得推荐给慢阻肺患者的运动康复训练项目。由于有靠背可以让患者坐下来，可以在不用把所有体重压在腿部的情况下进行锻炼。与步行或其他站立运动不同，该运动中靠背能充分支撑背部，对有背痛或腹部肌肉力量弱的慢阻肺患者帮助更大。因为有靠背的支撑，以及大多数座椅旁边都有把手，慢阻肺患者可以坐直。如果不使用把手（就像在骑一辆普通的自行车一样），就可以把肘部拉回身后，这将有助于进一步拉长你的脊椎，打开胸腔，让肋骨张开，胸骨被从腹部抬起。通常，患者可以立即感觉到自己的呼吸被膈肌驱动，并且颈部和肩部的肌肉也可以放松下来。

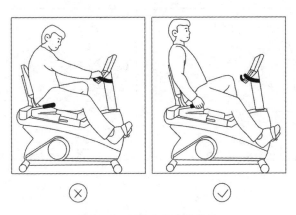

图 13-3　斜倚自行车练习法

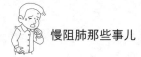

有些患者不适合斜倚健身车，如有髋关节和膝关节疼痛，非常严重的背痛等。

有些做过膝关节或髋关节置换手术或者有疼痛症状的患者自身会存在一些局限，可能无法完成踏板的完整圆周运动。这种情况，可以让患者试着逐渐增加腿部的活动范围，或者改变骑行方式。但有时候，那些无法完成完整圆周运动的患者是由于没有活动踝关节，让膝关节和髋关节承担了所有的工作造成的。通过活动脚趾（把腿伸直远离身体时用力伸脚趾，当脚在圆周运动中被向前拉动时把脚趾往回勾），可以分担一部分力，从而能够有效踩踏踏板，且不会感到不适或疼痛。

2. 方向盘练习法如何进行？

对于那些腿部或臀部有问题，无法进行下肢运动的慢阻肺患者，可以选择方向盘运动练习。

方向盘练习法（见图13-4）可以使用手臂有节奏地进行上半身锻炼。患者可以坐着也可以站着，坐在椅子上时尽量坐直，

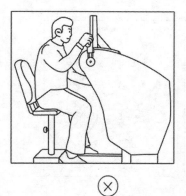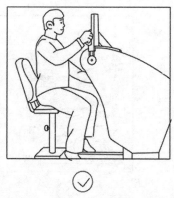

图 13-4　方向盘练习法

拉长脊柱，使每个椎骨都可以参与运动。

在练习时，患者应该尽量坐直、抬头，确保身体不倾斜；开始旋转方向盘时，稍微向前倾斜坐着，让腹部肌肉和背部肌肉保持适度的紧张。随着手臂开始上下运动，肩膀会随之上下运动，这时需要保持在座位上。旋转肩膀，使肋骨稍微围绕脊柱轴旋转，腹部、背部和胸部的所有肌肉也就都参与其中了。

3. 如何进行跑步机练习法？

现在很多家庭都会购置跑步机，慢阻肺患者也可以利用跑步机进行锻炼。相对于在室外进行跑步练习，在家中使用跑步机的好处有两点：一是一旦觉得疲劳则可以随时停止，而不必担心走太远回不了家；二是在运动中可以握住把手，保持一个好的姿势。

具体方法：首先，你应该挺直身体，不驼背。其次，不要把手柄抓得太紧，不给肩膀和脖子的肌肉带来额外的压力。请记住，当头向前倾斜且向下看时，颈部肌肉承受的压力会增加（见图 13-5）。

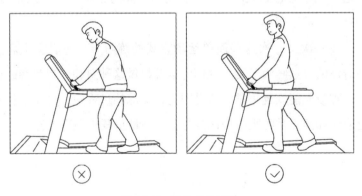

图 13-5 跑步机练习法

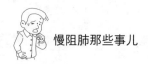

启动跑步机，需要慢慢地增加速度。通常建议慢阻肺患者把速度设置在 4 ~ 8 公里 / 小时，保证自己不要过于吃力。

跑步机不适合有下肢关节疾病或者平衡能力不足的慢阻肺患者。

4. 如何进行走路锻炼？

说起走路，很多人可能会不屑一顾，因为走路是很自然和轻松的事情。但是对于一些严重的慢阻肺患者，常常 100 米的平路走起来都很吃力。那么这类患者要如何走路才能不那么吃力呢？

（1）采取正确姿势：站直，向后和向下挤压肩胛骨，打开胸部。

（2）采用一种固定的模式控制呼吸，即吸气和呼气比例为 1 ：2 或 1 ：3，如呼气时默念 3 下，吸气时默念 1 下。呼气时适度用力并数到 3，让空气自然地回流，而不是主动吸气。

（3）不要采取小碎步。在进行走路练习时，不要走小碎步，而应该采取更长、更慢的步伐。

这样练习一段时间，可能会发现走路时逐渐开始放松。在慢慢适应且不会感到太吃力时，就可以开始考虑应对更大的挑战，如登楼，甚至爬小坡。

在一次又一次这些简单运动方式的练习下，患者会重新唤醒身体的自然呼吸节奏。他们一旦开始做这种温和、有节奏的运动，呼吸就能恢复正常。这是因为在锻炼的过程中，身体会存储它应该如何正常呼吸的记忆，并在不断地重复中做得更好。

第三节　如何进行阻力训练?

慢阻肺患者进行阻力训练的主要动作是拉、推和提起，可以利用锻炼带帮助练习。进行阻力训练的具体方法可以有以下几种。

1. 对抗阻力的拉伸练习如何操作（见图13-6）?

第一步，将锻炼带固定在胸部高度以下的门框上。

第二步，站着或坐着，面向门框，双手伸直在面前。

第三步，手臂从前向后移动，直到锻炼带拉紧为止。

第四步，确保肩膀向后拉，头直视前方。

第五步，在把肘部拉回来时，让空气自然地进入肺（记住，不要用力吸入空气）。

第六步，送回手臂，回到起始位置时，轻轻地呼气。

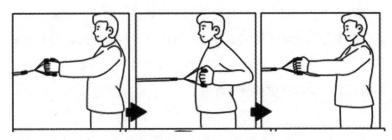

图 13-6　对抗阻力的拉伸练习

2. 对抗阻力的微调外推练习如何操作（见图13-7）?

第一步，站立，膝盖松弛。

第二步，保持黏附在门的锻炼带和双手保持在与肩平齐的高

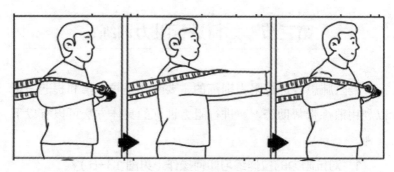

图 13-7　对抗阻力的微调外推练习

度，防止锻炼带缠绕耳朵。

第三步，手臂从后向前移动，直到锻炼带拉紧为止。

第四步，确保肩膀向前推拉，头直视前方。

第五步，肘部伸直时，让空气自然地进入肺（记住，不要用力吸入空气）。

第六步，收回手臂，回到起始位置时，轻轻地呼气。

需要注意的是，离门越远，锻炼带越紧，做功就越多。而锻炼带的紧张程度将决定需要投入呼气的努力程度。锻炼带上低水平的张力在呼气时需要很少的努力，而更高水平的张力意味着需要通过缩小的嘴唇更积极地呼气。

（沈凌　西湖大学附属杭州市第一人民医院）

生活篇

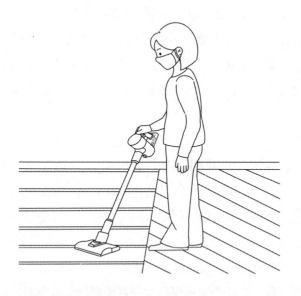

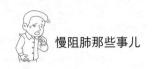

第十四章

慢阻肺患者要如何改善营养

慢阻肺患者常伴有不同程度的营养不良，其发生率达 20% ~ 60%。稳定期的慢阻肺患者营养不良发生率为 20% ~ 35%，急性加重期的慢阻肺患者营养不良的发生率更是高达 70%。因此，慢阻肺患者必须特别注意饮食和体重。没有适当的饮食，既不能获得身体所需的热量，也不能获得身体所需的营养。

慢阻肺患者消耗的能量可达健康人的 10 倍。不幸的是，慢阻肺经常会抑制食欲。患者觉得自己没有任何精力准备饭菜，就算设法给自己做一顿美味的午餐或晚餐，可能也没法完全吃掉这些食物。

伴有体重增加（超重或肥胖）的慢阻肺患者的呼吸会变得更加困难，还会导致其他健康问题，如超重会增加患高血压和糖尿病的风险。这两种疾病都可能导致慢阻肺的治疗复杂化。

体重过轻也会带来健康问题。肌肉量减少会让患者变得更虚弱，无法独立行动；免疫系统也会变得更弱，更容易受到感染；反过来，感染可能会使慢阻肺症状恶化。

在这一章中，我们展示哪些食物对慢阻肺患者更好，也会介绍超重和体重不足的风险。我们将说明什么是健康的饮食，并制订适合的饮食计划。最后，我们来看看膳食补充剂的优点和使用它们的缺点。

第一节　你了解慢阻肺患者的营养代谢特点吗？

1. 慢阻肺患者营养代谢特点是什么？

（1）能量消耗增加。慢阻肺患者由于呼吸肌负荷增加，基础能量消耗（BEE）较正常人增高。尤其是病情较重、明显气道阻塞及消瘦的患者，呼吸肌耗能更加明显。另外，慢阻肺患者肺部持续存在慢性炎症，也可使基础能量消耗高于正常人。

（2）营养物质摄取、消化、吸收和利用障碍。慢阻肺患者由于心肺功能不全和进食活动受限，从而限制了营养成分的摄取。另外，慢阻肺患者长期缺氧，导致高碳酸血症和心功能不全，胃肠道瘀血使胃肠道正常菌群失调，影响食物的消化、吸收和利用，易引起多种营养素缺乏病。

（3）机体分解代谢增加。由于感染、细菌毒素、炎性介质、缺氧、焦虑等综合因素引起机体代谢及内分泌紊乱，使之处于严重的应激和高分解状态，能量消耗和尿氮排出量显著增加。多种炎症因子增加蛋白质分解，而常用控制感染和减轻症状的激素类药物对蛋白质合成又有抑制作用，导致蛋白质－能量营养不良，免疫功能低下，从而造成恶性循环。

2. 营养不良对慢阻肺患者的影响有哪些？

（1）肺脏抗氧化防御功能下降。微量元素铜、铁、硒分别是

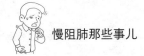

体内抗氧化剂超氧化物歧化酶、过氧化氢酶和谷胱甘肽过氧化物酶的辅助因子，其缺乏会使肺脏对氧化剂的损伤敏感性增加。维生素 C、维生素 E 对自由基有高度抑制作用，其缺乏也会削弱肺内抗氧化防御系统功能。

（2）呼吸肌耐力和收缩力下降。呼吸肌的收缩需不断消耗营养底物，因此呼吸肌肌力明显受营养状态的影响。当呼吸肌的能量消耗超过能量供应时，其耐力将随之下降。

（3）呼吸肌群的储备能力下降，减少了维持正常通气的动力，降低了呼吸中枢对缺氧的反应。

（4）慢阻肺患者如果存在严重营养不良，还会影响预后，病死率高，平均寿命缩短。

3. 慢阻肺急性加重伴呼吸衰竭患者的营养代谢特点是什么？

慢阻肺患者多见以蛋白质营养不良和蛋白质 – 能量营养不良共存的混合型营养不良。常见原因为：

（1）摄入不足。缺氧和二氧化碳潴留是最基本的影响因素，胃肠道黏膜缺氧及二氧化碳刺激，可引起严重的胃肠功能障碍。食欲减退、机械通气、右心衰竭等因素造成进食量减少。上消化道出血时禁食；抗生素、茶碱等药物对胃黏膜的刺激影响营养物质的吸收。另外，10% 的患者进食时血氧饱和度下降，加重了呼吸困难，也成为进食减少的原因之一。

（2）蛋白质、能量需要增加。由于通气不畅，患者用于呼吸的能量消耗增加；感染、气管切开等均增加每日蛋白质及能量的需求；发热也会使患者处于高分解代谢状态，对能量和各种营养素的需求更高；蛋白尿、上消化道出血会增加蛋白质的丢失。

（3）能量效率降低。缺氧会抑制三羧酸循环、氧化磷酸化作用和有关酶的活动，降低能量效率，生成过多的乳酸和无机磷，进而引起代谢性酸中毒。

第二节　哪些食物适合慢阻肺患者？

全面健康的饮食是缓解慢性阻塞性肺疾病症状的重要组成部分，包括但不限于蔬菜、全谷物、乳制品和蛋白质。某些食物可以帮助患者减轻疾病的影响，某些食物却有可能使症状恶化。

由于慢性阻塞性肺疾病伴随其他疾病，可能会使病情复杂化，包括对饮食需求也是如此。例如，在红酒和黑巧克力中发现的化合物可能对循环系统有好处，但是酒精会降低口服类固醇的有效性，而碳水化合物会导致体重增加和高血糖的问题。

因此，要找到适合患者的饮食取决于多个因素。在有条件的情况下，应该咨询医生和营养师，以获得具体的饮食建议。我们可以先看看哪些食物能让患者呼吸更顺畅。

1. 适合慢阻肺患者的水果和蔬菜有哪些？有什么作用？

新鲜的水果和蔬菜提供了多种必需的维生素和矿物质。它们还富含纤维，这有助于患者感到饱腹（当患者试图减肥时，这很重要），有助于消化，并有助于控制血糖和胆固醇。水果和蔬菜还是各种抗氧化剂的重要来源，可以防止氧自由基对细胞和组织造成损害。抗氧化剂包括维生素 C 和维生素 E、类胡萝卜素和黄

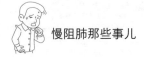

酮类化合物。

（1）维生素 C。维生素 C 是最常见的抗氧化剂营养素，覆盖在呼吸道表面。随着年龄增长，摄入更多维生素 C 的人肺功能的下降程度较轻。富含维生素 C 的食物包括柑橘类，如橙子、葡萄柚等。

（2）维生素 E。有助于抵御呼吸道感染，增强免疫系统。富含维生素 E 的食物包括杏仁和葵花籽、全谷物、芜菁甘蓝、植物油和杜果等。大多数人可以从饮食中获得足够的维生素 E，不需要服用补充剂。如果需要服用维生素 E，那么每天不要摄入超过 200 国际单位（IU）。

（3）类胡萝卜素。类胡萝卜素是植物（以及一些动物）中的色素。人体不能自行产生维生素 A，需要从水果和蔬菜中获取类胡萝卜素来产生维生素 A。维生素 A 能帮助免疫系统正常运作，并保持视网膜和角膜的健康。类胡萝卜素存在于莴苣、菠菜、甘蓝、芥蓝等叶菜类蔬菜，以及胡萝卜、冬瓜、杜果、木瓜和哈密瓜等瓜果中。

（4）类黄酮。类黄酮是水果和蔬菜中的化合物，可以增强人体的免疫系统，防止炎症和过敏反应，甚至可能抑制肿瘤的形成或生长。苹果、浆果、洋葱和橙子是类黄酮的良好来源。红酒、啤酒和黑巧克力也含有类黄酮。但是饮酒和吃甜食可能有其他健康影响。因此在将红酒、啤酒或黑巧克力纳入日常饮食之前，请咨询医生。

2. ω-3 脂肪酸存在于哪些食物中？有什么作用？

ω-3 脂肪酸可以缓解呼吸道慢性炎症反应。这种脂肪酸存在于某些鱼类中——特别是鲐鱼、沙丁鱼、青鱼和鲲鱼，以及贝类如贻贝和蛤蜊。核桃、猕猴桃和亚麻籽油也是 ω-3 脂肪酸的良好来源。适当的 ω-3 脂肪酸水平还可以改善血液循环和心血管功能。然而，如果患者同时患有心脏疾病，那么将 ω-3 脂肪酸添加到饮食之前，请先咨询医生。

3. 慢阻肺患者喝水的好处是什么？

喝足量的水有助于保持肺部黏液稀薄，有助于清理呼吸道。慢阻肺患者每天应该喝 6～8 杯 240mL 的水。水还能使人感到饱腹，所以不会觉得饿。如果目标是减肥或保持健康体重，那么喝足够的水可以帮助少吃零食。如果食欲不佳，那么可能需要稍微减少饮水量。不要在用餐时喝饮料，用餐之后再喝水。对于有心脏问题的患者请咨询医生如何控制饮水量。

第三节　哪些食物对慢阻肺患者是有害的？

有些食物最好避免食用，因为它们可能会影响呼吸，导致其他健康问题，甚至会损害肺部健康。以下是慢阻肺患者及其护理者应该了解的一些常见"问题食物"。

1. 碳水化合物对于慢阻肺患者有哪些害处？

人的身体需要一定量的碳水化合物来提供能量。然而，对于慢阻肺患者需要限制碳水化合物摄入。从热量角度来看，碳水化合物在血液中产生的二氧化碳比蛋白质和脂肪多，会导致慢阻肺患者清除体内二氧化碳更加困难。特别是当患者已经难以吸入氧

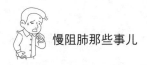

气和排出二氧化碳时，避免产生更多二氧化碳就显得很有必要了。

通常建议慢阻肺患者限制简单碳水化合物的摄入，并从蛋白质和健康脂肪中获取大部分热量。因此，要少吃米饭、面食、饼干和薯片，而从全谷物面包、谷物和蔬菜中获取碳水化合物。查看包装食品的标签，了解每份食物中含有多少碳水化合物，若是体重 50 千克的患者，则每日碳水化合物摄入量为 150 ~ 200 克。

2. 食盐和钠对于慢阻肺患者有哪些害处？

饮食中摄入过多的盐会使体内水分积聚，导致心脏负担增加，肺组织水肿，从而使呼吸更加困难。因此，慢阻肺患者应限制盐和钠的摄入。尽量少吃加工食品，因为其中往往含有大量的盐和钠。如果慢阻肺患者喜欢吃咸的食物，则可以尝试用香料和调味料来代替食盐和钠。

大多数人从饮食中摄取的钠已经足够，不需要再额外补充。如果需要减少钠的摄入量，则可以尝试以下技巧。

（1）把盐罐收起来。

（2）查看预制食品的标签，寻找每份含有（或少于）300mg钠的产品。

（3）用香草和香料来增添风味，而不是依赖盐。

（4）减少苏打水的摄入，因为苏打水中可能含有大量的钠。

（5）尝试使用无盐黄油。

3. "坏"脂肪是什么？

有些脂肪对于正常的营养需求是必需的，但所谓的"坏"脂肪（会堵塞动脉，并容易使人体重增加的脂肪）应该被限制。当然，这也适用于患有慢阻肺的人。因为这些类型的脂肪会引发炎症，而炎症已被证实会恶化慢阻肺。"坏"脂肪还含有大量的热量，会导致体重增加。

"坏"脂肪有两种类型：饱和脂肪和反式脂肪。饱和脂肪在饮食中难以避免，因为它广泛存在于各种肉类和椰子油、棕榈仁油等油脂中——这些也是健康饮食所必需的。饱和脂肪酸也是人体内每个细胞膜的主要成分，肾脏需要某些类型的饱和脂肪酸来正常发挥功能。饱和脂肪主要来自红肉、家禽皮及全脂奶制品，如黄油、牛奶、奶酪和酸奶。饱和脂肪酸可能增加患冠心病、糖尿病的风险。

反式脂肪则是人工制造的，通常用于食品加工，如油炸食品、饼干和糕点。反式脂肪会增加患心脏病的风险，并可能导致体重增加。对于慢阻肺患者，反式脂肪的摄入量应该保持在最低水平。

4. 亚硝酸盐对于慢阻肺患者有哪些害处？

亚硝酸盐是用于腌制肉类（如培根、萨拉米、热狗、腌火腿以及午餐肉类）和腌制咸菜中的一种物质，有加重肺气肿的风险，要尽量避免。

5. 慢阻肺患者为何要少吃油腻和辛辣的食物？

油腻、油炸的食物，如炸鸡、薯条、油条等，会让人感到腹胀不适，可能引起胃部不适，进而导致呼吸困难。可以在调料的使用上更节制一些，或者用温和的调料代替味道强烈的调料。还有一个技巧是将辛辣食物与清淡食物搭配食用。

6. 咖啡因对慢阻肺患者有什么害处？

咖啡因可能会干扰治疗慢阻肺患者的常用药物的作用。除了

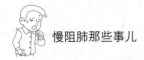

咖啡和茶，咖啡因还存在于可乐以及一些食物（如巧克力）中。因此，慢阻肺患者可以偶尔适量食用巧克力，但不要过量。

第四节　慢阻肺患者营养治疗的原则和具体方案是什么?

　　针对慢阻肺患者制订合理的营养治疗方案，首先应该对慢阻肺患者的营养状况进行评估。

1. 慢阻肺患者营养评估的参数是什么?

　　这里有 2 个重要的参数：一个是体重指数（英文简称 BMI），一个是无脂肪质量指数（英文简称 FFMI）。两个指数的计算方法也很简单：体重指数=体重（按千克计数）/ 身高^2（按米计数）；无脂肪质量指数=体重（按千克计数）×（1−体脂率）/ 身高^2（按米计数）。

2. 如何计算?

　　例如，如果一位 65 岁慢阻肺患者身高 1.7 米，体重 55 千克，体脂率 20%，那么他的 BMI 是 $19.0kg/m^2$，FFMI 是 $15.2kg/m^2$。至于体脂率怎么计算，大家可以到网上搜索，根据年龄、身高、体重、颈围和腰围可以计算。

　　将 BMI 和 FFMI 两者结合进行分析，如果 BMI $< 21kg/m^2$，就要进行营养治疗；BMI 为 25 ~ $30kg/m^2$，就可以仅随访；BMI 为 21 ~ $25kg/m^2$，如果体重在 3 个月内下降 3 公斤，则也要进行营养治疗，但如果体重保持稳定，则需要进一步计算 FFMI。如

果 FFMI $> 16\text{kg/m}^2$，则可以随访；FFMI $< 16\text{kg/m}^2$，则需要营养治疗。

在营养治疗过程中，要观察患者是否有治疗反应，表现在 BMI 和 FFMI 两个指数的改善：如果有反应，则按原方案保持；如果没有改善，则需要请专科医生和营养师给予调整和改进。

3. 慢阻肺患者营养治疗原则包括什么？

慢阻肺患者饮食强调"二高一低"：高蛋白、高脂肪、低碳水化合物；还要注意微量元素、维生素 A 和维生素 C 以及钙的补充。改善脂肪质量，减少饱和脂肪酸摄入，最好食用高含量单不饱和脂肪酸的食物；提供足够的能量以满足基础能量消耗，少食多餐，营养丰富，吃烹饪程序少的、易消化的食物，减轻胃肠道负担等。另外，要科学配比三大营养成分：蛋白质 18% ~ 20%、脂肪 30% ~ 40%、碳水化合物 50% ~ 55%，应激状态时蛋白质可达 50%。

4. 每日能量供给如何测算？

患者每日总能量的需求应考虑基础能量消耗、活动及疾病等因素。可按下列公式计算：每日能量供给量＝ BEE × 1.1 × C × 活动系数。其中，BEE 指基础能量消耗；C 为校正系数，用于校正较高的基础能量消耗：男性为 1.16，女性为 1.19；活动系数：卧床状态为 1.2，轻度活动为 1.3，中度活动为 1.5，剧烈活动为 1.75。根据慢阻肺患者的特点，能量应该在一天中分数次给予，以避免食欲下降和高能量负荷所致的通气需要增加。

5. 蛋白质每日摄入量如何测算？

慢阻肺患者蛋白质分解代谢亢进。为促进合成代谢应供给充足的蛋白质，但应避免过度摄入蛋白质。蛋白质每日摄入量应为

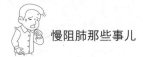

1.0 ～ 1.5g/kg，占每天总能量的 15% ～ 20%；当患者继发呼吸道感染，甚至呼吸衰竭等应激状态时，能量消耗增加，蛋白质的热能比可适当提高至 30%。也可根据 24 小时尿素氮排出量来评价其分解代谢状况及能量需要。优质蛋白质包括老母鸡、鸡蛋、虾、瘦肉、鱼类、牛肉、奶制品、豆制品等。

6. 脂肪如何摄入？

脂肪的呼吸商在三大营养物质中最低，因此高脂饮食可减少二氧化碳的生成，从而降低通气的需求。但脂肪过高会加重消化道负担引发消化不良。对于慢阻肺稳定期的患者，脂肪供能应占全日总能量的 20% ～ 30%；应激状态鼻饲营养时，脂肪供给量可相应增加，以 40% ～ 45% 为宜。适当添加中链脂肪酸，以提高脂肪的代谢率及利用率。

7. 碳水化合物如何摄入？

碳水化合物（如米饭、馒头、面条）在三大营养物质中呼吸商最高，在体内代谢产生较多二氧化碳，因此不宜供给过高：稳定期可占总能量的 50% ～ 60%，而在应激状态下供给量应在40% 以下。

8. 矿物质的摄入应该多吃什么食物？

磷、镁、钾对维持呼吸肌收缩很重要。一些必需微量元素如铜、铁、硒等具有抗氧化作用，可抑制肺部炎症反应，应注意补充。含钙多的食物有食用油、鱼类、肉类、广橘、香蕉、山芋、油菜、水果脯。

9. 为什么慢阻肺患者要摄入维生素？

一些证据显示，慢阻肺患者体内抗氧化剂（如维生素 A、维生素 C、维生素 E 及 β- 胡萝卜素）水平降低，因此，饮食中应供给富含此类营养素的食物，必要时可给予营养补充剂，以应对机体高代谢状态。

10. 慢阻肺患者每天水的摄入量是多少？

患者呼吸困难及气促可引起水分丢失过多，体内缺水易致痰液黏稠而不易咳出，故应保证机体水分的补充；不能经口摄入足够水分者，可通过管饲或静脉补足。患者每日至少饮水 2500 ~ 3000mL。这样能够促使痰液稀释，利于咳出，改善咳嗽、咳痰症状。

11. 慢阻肺患者膳食纤维如何摄入？

膳食纤维应适量，其中富含纤维、能预防便秘的有芥菜、白菜、菠菜、芹菜及香蕉等。合理膳食见图 14-1 所示。

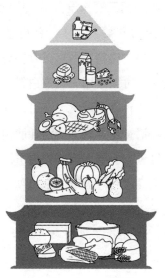

图 14-1 合理膳食

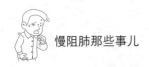

12. 慢阻肺稳定期营养治疗方案是什么？

（1）宜用食物：牛奶、豆浆、果汁、菜汁、粥、面片、饼干、肉泥、肝泥、鱼丸等。

（2）忌（少）用食物：限制盐的摄入，每日食盐量＜6g；还要限制酱油、味精等化学调味品；限制腌制食品及膨化食品。为了防止患者发生腹部胀气，导致膈肌上移，阻碍肺的正常气体交换，慢阻肺患者要少吃产气食物，如油炸食品、豆类、碳酸饮料、啤酒、牛奶、洋葱、圆白菜、辣白菜、红辣椒等。

13. 慢阻肺患者营养补充的途径有几种？

对缓解期和轻症患者，应首先推荐经口胃肠道营养；对经口摄食困难的患者可采用鼻饲营养。

14. 慢阻肺患者一日三餐有没有最佳搭配？

不同患者所选择的方案不一样：有些患者食量小，在吃不了那么多的情况下，要吃得精细一点；有些患者不爱吃肉，但一定要摄入蛋白质，那就可以服用一些蛋白粉，如乳清蛋白等，其增肌效果也比较好，比较容易吸收。还可以加一点营养素、营养液，保证身体所需热量，这样就不会消耗肌肉了。少食多餐，每天可吃5～6餐，每餐不要吃太饱，餐前可以先休息，餐后适量运动，少食可以避免腹胀和呼吸短促。

食谱举例（见表14-1）：

表14-1 食谱举例

餐次	食谱
早餐	山药大米粥、蒸蛋肉末卤、花卷50克，橄榄油拌花椰菜杏仁、鹅肝50克
午餐	黄精汤焖米饭、大枣100克，熘肝尖、菠菜汆丸子、卤豆腐50克
加餐	百合姜梨汁1杯、奶酪1片
晚餐	肉丁薏仁米饭、红烧鲍鱼段、青椒肉蒸、鸭血豆腐羊肉萝卜汤
加餐	牛奶1杯、甜杏仁10粒

15. 慢阻肺急性加重期患者的营养治疗计划是什么？

对于慢阻肺急性加重期的患者，具体方案如下。

（1）宜用食物：鱼、蛋、奶、瘦肉、豆制品等富含优质蛋白的食物；脂肪采用植物油；选用有润肺止咳作用的食品，如鸭梨、胡萝卜、甘蔗、百合、银耳等。

（2）忌（少）用食物：酒、辣椒、咖喱、胡椒、蒜、葱、韭菜、花椒、生姜等刺激性食品及过甜、过咸的食品。

（3）营养支持途径：只要胃肠道有功能，则应首选肠内营养（经口或管饲），进餐以少量多餐为原则，必要时配合采用肠外营养支持；对于病情危重、胃肠功能较差，尤其是机械通气开始头几天的患者，可采用全胃肠外营养疗法。

（4）营养治疗中应注意的问题：营养治疗的目的是为机体提供足够的能量。过少的营养不能满足机体的活动需要；过多的营养则会对机体产生不利影响；过多的糖类会加重通气负担；过量的蛋白质摄入会增加通气负荷，不利于患者恢复；而过多的脂肪摄入不仅可造成肺通气和血流比值失调，导致动脉血氧饱和度

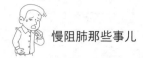

和二氧化碳弥散能力的降低，严重者还可导致肝功能损害或脂肪肝。故在营养支持治疗时，不仅要注意糖类和脂肪的比例，还要注意适当的能量供给，对急性呼吸衰竭的患者要避免过多地提供总能量。

下面有个慢阻肺急性加重期的半流食参考食谱供患者及家属参考（见表14-2）。

表14-2　慢阻肺急性加重期的半流食参考食谱

餐次	食谱
早餐	豆浆200毫升，花卷（面粉50克），香肠50克
加餐	牛奶200毫升，曲奇饼干25克
午餐	面片汤（面粉100克，番茄100克，瘦猪肉50克）
加餐	鸡蛋羹（鸡蛋50克）
晚餐	水饺（面粉100克，瘦猪肉50克，虾仁50克）
加餐	牛乳250毫升

16. 如何改变饮食习惯？

（1）避免吃油腻的食物。吃东西和消化食物都需要能量，而油腻的食物会给膈肌和胸壁带来额外的压力，会让患者感到疲惫和气短。如果坚持每天吃三顿饭，那么就选择容易咀嚼和吞咽的食物。这通常意味着吃一些比较软的食物，如土豆泥、香蕉、汤和布丁等。

（2）小口咀嚼，慢慢进食。每吃一口就放下餐具能控制进食速度，这样患者在进食时就不会过度疲劳。如果患者需要吸氧，在进食时就戴上鼻管。患者的身体在消化食物时需要消耗大量能量，所以吸氧能帮助患者避免气短。

在饭前和饭后安排休息时间。进食和消化食物需要消耗大量能量，所以建议患者在饭前和饭后休息15 ~ 20分钟（当然要坐起来，因为躺下会给肺部带来压力，尤其是饭后）。

（3）增加进餐次数。慢阻肺患者不一定要严格执行"正常"的一日三餐的饮食计划，也可以增加进餐次数。例如，可以在一天的中间段吃些点心，补充高热量食物，如全脂奶酪、饼干、花生酱、冰激凌这样的迷你餐，或者用全脂牛奶做的布丁等。少食多餐给患者更多的机会获取需要的营养。如果少食多餐，那么一定要调整自己的节奏，最后一餐不要太接近就寝时间。进食后切忌立即躺下，在睡前至少一小时吃最后一餐或零食。

（4）选择有益健康的零食。当慢阻肺患者伴体重异常下降时，零食对其有好处。零食可以提供尽可能多的热量和营养。适合慢阻肺患者的零食包括冰激凌、饼干、布丁和蛋奶冻（用全脂牛奶和鸡蛋制成）、奶酪（全脂牛奶）、面包条和奶酪酱，还有鸡蛋。

（沈凌　西湖大学附属杭州市第一人民医院）

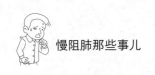
第十五章

与慢阻肺一起生活

患有慢阻肺时，需要调整生活节奏和状态过日子。本章就将介绍慢阻肺患者要如何日常生活，从选择的服装到如何整理厨房、浴室、卧室和客厅，患者可以采取实际步骤，让日子更加舒服。

当症状加重，特别是出现一些危险迹象时，慢阻肺患者及其家人要立即寻求帮助，特别是要知道什么情况下要立即去医院急诊室。

第一节　如何把握日常节奏?

在一天 24 小时内，无论是否患有慢阻肺，体能状态都会有高峰和低谷。慢阻肺患者的不同之处在于其必须更密切地关注自己独特的日常节奏，在日常生活中要充分利用体能的高点和低点。这里，慢阻肺患者的生活座右铭将是"随波逐流"。这个"流"就是能量水平。

1. 如何识别患者的节奏?

患者是要早起的人还是要晚起的人？许多患有慢阻肺的人发

现他们的体能水平在一天的清晨和上午时段是最高的，可能是因为他们刚刚结束了长时间的休息。但也有患者的精力是在中午或晚些时候达到顶峰，而早晨更像是一个准备阶段。

弄清楚什么时候精力充沛是很重要的，因为这条关键的信息可以帮助患者计划自己的一天，不要到一天结束时感到筋疲力尽。这里有一些问题可以帮助患者了解自己的日常节奏。

（1）在早晨醒来时，是否经常感到懒散或是精力充沛？

（2）更容易起得早还是会睡懒觉？

（3）如果完全由患者决定，是愿意熬到半夜还是在晚上11点之前上床睡觉？

（4）更愿意在早上还是下午去超市买东西？

（5）会小睡一会儿吗？如果是的话，倾向于早上还是下午？

在患者确定了自己的身体节奏后，可以调整日常作息时间，这样就可以在需要休息的时候休息，在需要做事的时候有体力做事。

2. 如何设定优先级？

即使是最健康的人也不总是有时间或精力去做每一件他们想做的事情，更不用说慢阻肺患者了。实际上，慢阻肺患者要对生活有所取舍，确定什么对自己来说是真正重要的。之所以还想做很多事情，主要是因为已经习惯了原来的生活状态。趁这个机会，好好给自己的生活做一个大扫除，仅保留那些必不可少的部分。

3. 如何保持自己的节奏？

（1）不要到处乱跑。只要有可能，尽量保持稳健的步伐。

（2）不要把自己的期望定得太高。如果有自己想做的事情，

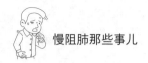

能做到 6 ~ 7 分（10 分制）就可以了。这样，当自己有多余的体能，就可以做更多的事情，极大地改善自己的精神状态。

（3）不要试图同时做两件消耗体力的事情，在两件事情之间要有休息的间隙。

（4）不要在吃完东西后马上就去做事。消化需要时间，也会消耗身体的能量，所以应该试着饭后休息至少 20 分钟。如果吃得过饱，则休息时间要更长。

（5）做好每天的日程安排，先完成最重要的事情。

（6）一定要向家人和朋友寻求帮助，尤其是那些需要弯腰或者举起的体力活。

（7）做每件事都要用最舒服的姿势。例如，坐着比站着消耗的能量要少，所以做事情可以从坐姿开始。

（8）每次做重要的事情之前用药，可以最大程度把药物的作用发挥出来，患者也能处于最佳状态。

4. 如何起床和穿衣？

（1）起床：在刚起床的几分钟，可以轻轻地伸展自己的肌肉，伴随缓慢的深呼吸（类似家猫）。接着摆动手指和脚趾，转动自己的肩膀，伸展胳膊和腿，甚至打一两次哈欠。然后，再坐起来，环顾四周，慢慢下床。

（2）穿衣服：在开始穿衣服之前，先把衣服放在一起，这样可以省去很多不必要的走动。穿衣服的时候也要尽量减少运动，可以尝试一些小技巧，如把内裤塞进裤子里，然后一起穿上。因为下半身穿衣服会消耗更多的体力，所以穿衣服从下半身开始。床边备好一些工具，能够不弯腰就捡起裤子。

5. 如何洗澡和梳妆打扮？

（1）洗澡：可以慢慢洗。清洗完身体的一个部位后，如果感觉疲惫就休息一下，也可以坐在浴缸里洗，因为站着淋浴比坐在浴缸里消耗的能量更多。对于没有浴缸的家庭，可以选择买一把淋浴椅，手持淋浴喷头洗澡。

如果离不开氧气，那么把吸氧管挂在浴帘杆上，在洗澡的时候不要让管口被水淋到。考虑到高温和潮湿会使你呼吸困难，故要打开浴室里的排气扇，或者让浴室的门打开一点。温水产生的蒸汽较热水少，所以在不那么冷的日子里最好用温水洗澡。洗澡后穿上一件厚绒布长袍，可以吸干皮肤上的大部分水分。

（2）梳妆打扮：在卫生间放把椅子，可以帮助在洗漱时节省体能。不论是洗脸、刮脸、刷牙、化妆或梳头发，买一把高度合适的椅子，尽量在一个舒适的高度完成上面的事情。如果正在使用氧气，可以取下套管短暂地洗脸、刮胡子或者化妆。完成洗漱后，离开卫生间，重新戴上氧气管回去休息，直到感觉好些为止。

尽量不要使用发胶和香水，因为它们会妨碍呼吸。发型尽可能简单，这样就不需要长时间举起手臂来梳头。

6. 下午的生活如何安排？

许多人包括慢阻肺患者，一到下午，似乎都陷入了精神不振的状态，下午的体能通常不如上午。下午需要休息和来回踱步，以保持一定的体能。慢阻肺患者要在日常生活中频繁地休息；在每个活动之前至少休息几分钟，进食后同样需要休息。

中午打个小盹儿对于恢复体能很有帮助。需要注意的是，进

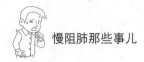

食后不要马上躺下，饭后要坐在舒适的椅子上至少休息 20 分钟。

下午少安排事情，可以做一些安静的家务，如整理要归纳的东西。

7. 晚上生活如何安排？

到了晚上，众多慢阻肺患者会发觉自己真正渴望的便是坐下来好好放松。对于有社交需求的患者而言，患上慢阻肺并不代表与世界隔绝，彻底摒弃社交活动。而是应当依据自身的严重程度以及日程安排的灵活性加以安排和调整，只不过社交活动的规模需适当缩小。例如，可以选择在周六早上与好友相聚，而非周六晚上。

最后，睡眠需要分阶段进行。比如，花一个小时甚至半个小时放松，小睡一会儿。醒来后，换上睡衣，看一会儿喜欢的电视节目或书籍。在感到困倦时，去刷牙、洗脸，然后关灯睡觉。

第二节　慢阻肺患者要如何穿衣？

当患有慢性阻塞性肺疾病时，选择适合的衣服是一项具有挑战性的任务。紧身衣物不仅会让人感到不舒适，还可能加重呼吸困难。虽然这并不意味着你必须在余生中只能穿宽松的运动裤和宽大的上衣，但是这可能意味着你需要在购买衣物时更加用心。

1. 慢阻肺患者如何选购内衣？

对于女性患者，可以考虑选择能提供支撑同时又不会勒住肩膀或躯干部位的运动型胸罩，或者那些专为配合夹克或毛衫而设计的款式。请选择合身但不至于过紧勒住腰部或臀部周围皮肤的棉质三角内裤。棉质是最理想的内衣面料之一，因为能减少摩擦。特别是在湿热环境下，它通常比尼龙布及其他面料更耐用，且整个使用过程更舒适。

男士在选择内衣时也应选择棉质地。无论偏好平角裤还是三角裤，请确保所选尺码合适，以便获得舒适贴身的弹性腰带。若穿着汗衫，V领可能更为理想。

2. 慢阻肺患者如何选择适合的服装和配饰？

尽量不要选择有太多纽扣的衣服，避免消耗体能，如穿着T恤比衬衫更加方便；最好选择有松紧带的裤子和裙子（合身但不过紧），这样就不需要系上纽扣和拉拉链；避免脖颈处受到束缚（如佩戴领带），如果必须打领带，则解开最上面一粒纽扣，重新调整领带结，不要让领带勒紧脖子。

对于女性慢阻肺患者，在出席正式活动时，可以选择较长吊坠或不束缚脖子的链条款式；不要使用腰带或穿着紧身裤，可以使用围巾或编织腰带松松地绑在一起或盘绕在腰间。

穿鞋方面，要选择舒适的鞋子，不要穿高跟鞋，因为有可能导致站不稳从而摔倒，也会诱发足弓和脚踝疼痛。穿着平底鞋是慢阻肺患者的最佳选择：不仅是因为很容易穿上，而且平底鞋可以有力支撑脚，走路时带来更多的稳定性。尽量选择有拉环或者绞链式运动鞋，而不要选择系鞋带的鞋子，以减少弯腰。家中备一个长柄鞋拔子可以让患者更容易穿上鞋子（见图15-1）。

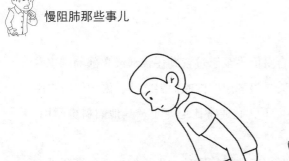

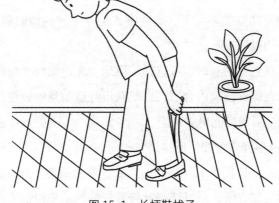

图 15-1　长柄鞋拔子

3. 如何根据天气选择着装?

当天气转凉需要添加衣服,慢阻肺患者外出要穿外套和夹克时,注意选择宽松和轻便的服装。穿一件厚重的外套会给患者带来沉重的压力,太紧的外套可能会限制患者的呼吸。冬天,慢阻肺患者最好选择羽绒服,里面穿一件羊绒衫或者保暖性能好的内衣,不需要穿 5 件以上的上衣。有些患者甚至会穿着 10 件内衣、毛衣和外套。这样做既不保暖,也加重了自身的负担。

轻巧的围巾可以在脖子或耳朵上提供惊人的温暖,而且覆盖在鼻子和嘴巴上,让吸入的空气变得暖和,减少对气道的刺激。

一个简单又经济实惠的保暖方法就是在家里放几个轻薄的白色毯子,当觉得冷的时候就可以很容易地把它盖起来。披肩比毛衣或运动衫更容易穿脱,而且它们能很好地保持上半身的温暖。

第三节　如何应对过冷和过热的温度变化？

1. 风扇和空调如何设置温度？

当天气炎热潮湿时，闷热的空气让慢阻肺患者呼吸变得更加困难。放置风扇可以帮助空气流动，并且振荡风扇比固定风扇更好，因为可以使周围的空气形成循环。需要注意清洁家具、定期清洗风扇叶片和防护罩，以避免灰尘和其他颗粒物质对健康造成影响。

此外，在没有中央空调的情况下，购买一台或两台分体空调是一个相对便宜而有效的选择。因此，空调温度应设置在合理范围内（冬天 20 ~ 22℃，夏天 24 ~ 26℃）。

2. 供暖如何选择？

供暖可能会给慢阻肺患者带来一些真正的挑战。使用燃油、丙烷、煤油或木材等固体燃料的供暖系统会散发出烟雾和颗粒物，使呼吸更困难。

此外，暖气维护也很重要，因为脏的过滤器或管道会使细小的颗粒弥漫在家里的空气中。以下是一些供暖时需要注意的事项。

（1）在暖气中使用高质量的过滤器。

（2）定期更换或清洗暖气过滤器（视类型而定）。

（3）每年秋天都要清洁和检查暖气，以确保其高效运行。

（4）在家中安装一氧化碳探测器，每 6 个月更换一次电池。

（5）确保门窗密封，减少漏风。

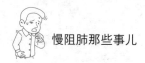

不要在冬季用塑料封住窗户。这种方法会将危险的烟雾和气体包括一氧化碳困在室内。建议购买隔热窗帘，以帮助减少漏风。

第四节　如何外出？

患有慢阻肺并不意味着自己必须每天都待在家里。即使患者需要吸氧，但只要感觉好一点，就可以出门走走，前提是要明智地选择要做的事情和做这些事情的时间。

1. 如何选择自己的活动？

慢阻肺患者可能没有足够的精力去做自己曾经做过或想要做的所有事情，因此必须选择对自己来说最重要的活动——那些自己真正愿意把精力投入其中的活动。如果真的想在周二下午和朋友们打桥牌，那么可能就要放弃周一看电影的安排，把每周三去杂货店的行程推迟到周四。

2. 如何了解自己的极限？

慢阻肺很快会让自己明白身体的极限，不要让内疚或固执阻碍自己照顾好自己的能力。了解自己的极限是妥协的艺术。也许没有足够的精力在除夕夜熬到午夜，在人民广场看演出，但是可以在晚上早些时候参加邻居的新年派对。

3. 如何提前做好规划？

良好的出行规划既包括去程，也包括返程。在医生允许的情况下，即使患有慢阻肺，也可以度假。可以采取一些措施来减少对体力的消耗。如购物之旅。

（1）选择商店人少的时间。通常每周一到周五的上午是商店人最少的时候。

（2）列出想去的商店和在每家商店想购买东西的清单。

（3）如果要去的商店有手推车，就使用它，手推车在行走时可以提供支撑，也可以把钱包或便携式氧气罐放在里面。

4．如何外出社交活动？

（1）尽量将社交活动安排在自己最有活力的时间段。

（2）在出门前留出休息的时间。

（3）如果允许的话，根据用药时间安排聚会。如果应该在下午3点进行雾化治疗，那么应计划在那个时候回家。

（4）随身携带便携式药物——药片、吸入器等。无论去哪里，请记住要永远随身携带急救吸入器。这是应对急性发作的第一道防线。

（5）在外就餐，则从菜单上选择清淡的食物，或者要求将食物分成两份，一半带回家。

（6）回家后计划好好休息。

5．如何准备过夜或更长时间的旅行？

（1）如果需要吸氧，则要确保你有足够的氧气供旅行使用。

（2）如果乘坐飞机旅行，则与航空公司就吸氧事宜进行沟通。

（3）带上足够的药物，并额外多准备一些，以防回家延误。

（4）尽量避免在高峰时段开车或乘坐公共交通工具。

（5）开车或乘坐汽车旅行，多安排一些休息停靠点，可以下车活动一下身体。

（6）如果需要自己给车加油，尽量站在泵把手的上风位置，

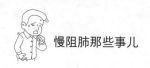

以避免吸入汽油烟雾。也可以用围巾或手帕掩住鼻子和嘴巴，以减少吸入有毒烟雾。

要旅行外出之前，请把旅行计划告诉医生，并听取其建议。例如，要去一个海拔显著不同的地方，医生可能会给出不同的使用氧气和服用药物的指示。

6. 准备回家前患者（或家属）应该做什么准备？

（1）将睡衣、浴袍或者其他休闲服装放置在床上，如此一来，当患者想要休息时，便能够立刻换上舒适的衣物。

（2）若有可能，准备好下一轮的药物，并将其放置在桌子或者柜台上，以便随时取用。

（3）准备一顿饭菜或者小吃，这样回家后就无须再去做饭了。

（4）除了紧急联系信息，把药物清单也放在钱包里，清单上应包括药物剂量和服用频率，以及医生的名字和电话号码。倘若患者需要紧急医疗救助，医务人员会非常需要这些信息。

第五节　如何做家务?

对于患有慢阻肺的人来说，伸展和弯曲身体可能是一项真正的苦差事。无论把家里整理得多好，也不可能完全避免弯腰或伸展的动作。但可以合理安排自己的活动，避免一次性做太多弯腰或伸展的动作。

1. 如何分散清洁任务？

整理衣橱、储藏室或冰箱通常需要一整天的时间。但是如果患有慢阻肺，那么最好把这些任务分成更小的部分，并在几天内完成。当冰箱需要清理，今天清理一个架子或抽屉，明天再清理一个，以此类推，直到全部清理完。

衣橱也是如此，今天清理衣橱的地板，明天清理中间的架子，后天再清理上层的架子。把大的清理工作分成小部分可以避免过度劳累，有助于预防急性发作。

2. 如何避免饭后劳累？

消化过程往往会使呼吸更加困难，因此一定要在吃完饭后很久再进行任何剧烈活动。如果可以的话，在饭前做一些需要伸展和弯腰的工作，并在饭前活动和准备饭菜之间安排足够的休息时间，以免让自己疲劳。

3. 如何练习新技巧？

（1）高尔夫球手弯腰法（见图 15-2）。当患者弯腰取东西时可能会加重呼吸困难，或者患有关节炎或其他关节疼痛时，可

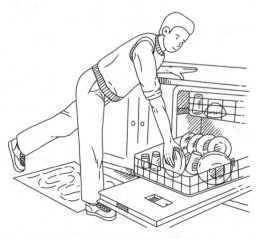

图 15-2　高尔夫球手弯腰法

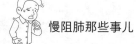

以试试高尔夫运动员的弯腰姿势，即用左手扶着墙、柜子或椅子支撑自己，左腿伸直向后弯曲，使用右手去拿东西。如果是左撇子，则用右手支撑自己，右腿伸直向后，使用左手拿东西。这种姿势可以减轻背部的压力。记住使用这个技巧——要利用对侧的肢体来帮助保持平衡。

（2）下蹲站立法（见图 15-3）。具体步骤是：①将双脚分开，比肩宽多一点；②弯曲膝盖，直到患者在一个蹲伏的位置，就好像有一个球在患者的脚边；③如果患者仍然不能达到想要的位置，可以将一个或两个膝盖下移；④慢慢上升到一个站直的位置，过程中保持背部挺直。

这种方法的优点是它可以保持患者的背部挺直，所以它不会像弯腰那样干扰呼吸。

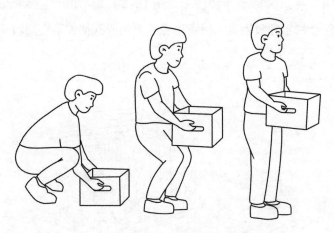

图 15-3　下蹲站立法

第六节　如何保持家里的环境卫生？

慢阻肺患者对空气质量更敏感，无论在室外还是室内。糟糕的室内空气会让慢阻肺患者感觉更难呼吸，也可能会导致急性加重。

本节会介绍一些室内常见的污染物——灰尘、清洁剂和杀虫剂，并提供了一些策略，以尽量减少室内空气中的刺激物。

1. 室内空气污染的种类有哪些？

室内空气污染的种类包括生物性污染物、有害气体、化学物质、微小颗粒等。

（1）生物性污染物：包括植物花粉、携带细菌的土壤、宠物的皮屑和唾液、宠物及老鼠的粪便和尿，以及细菌、霉菌和昆虫等。

（2）有害气体：包括一氧化碳、挥发性有机化合物（VOC）（如油漆和清漆、脱漆剂、清洁溶液、胶水、记号笔、办公设备、建筑材料、装饰材料、化妆品）、二氧化氮（安装不当或维护不善的电器，如燃气灶和煤油加热器等导致二氧化氮浓度过高）。

（3）化学物质：包括二氯甲烷（如脱漆剂、气雾剂、油漆等）、苯（如二手烟在内的烟草烟雾、油漆用品等）、四氯乙烯（主要存在于干洗剂中）、农药、甲醛（如黏合剂和清漆等）。

2. 微小颗粒来自哪里？

使用可燃燃料的任何器具，如木材、丙烷、煤油、燃料油，都会释放微小的颗粒到空气中，而这些颗粒又会被人吸入。要确

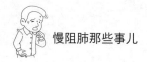

保炉子——柴炉、煤气炉、燃气炉和其他燃烧器具工作良好，烟囱应每年进行维护检查，以确保它们通风良好。

烟草烟雾也会向空气中释放颗粒物。事实上，吸入二手烟的人可能比吸烟者本人吸入更多这些颗粒，因为二手烟没有经过过滤。此外，氡和苯等污染物也会附着在这些颗粒上面，在肺里兜一圈。

在低水平或短暂的、偶尔接触空气中的微小颗粒可以引起眼睛、鼻子和喉咙发炎；更长时间的接触会导致呼吸道感染和支气管炎；长期反复接触某些颗粒，甚至还会导致肺部癌变。

3. 清除污染物的策略有几种？

清除污染物有三种主要策略：消除污染源；改善室内通风；使用空气过滤器、空气清新剂和空气净化器。这些策略的组合将会解决大多数室内空气质量问题。

4. 如何清除污染物？

清除空气中排放有害气体的东西并不容易，但是在可能的情况下，消除污染源是最快、最简便且（通常）成本最低的策略。以下是一些减少家中污染源的方法。

（1）只买你能用的。不要在家中放置大量的涂料、农药、黏合剂或清洁剂，要知道即使是封闭的容器，烟雾也会从里面泄漏出来。

（2）扔掉你不需要的东西。定期清理旧油漆罐、油漆稀释剂、密封剂、黏合剂等。

（3）把物品存放在远离生活区的地方。如果你有剩余的油漆、杀虫剂舍不得丢掉，那么就把它们从你大部分时间待的地方移走，储存到一个凉爽、干燥的地方，如通风阁楼或车库。要记住，一定要保证通风。

（4）定期检查暖气和冷气系统。每年请一位认证技术员检查这些东西，确保它们是干净并且能正常工作的。供暖和制冷系统的定期维护将延长这些系统的寿命，提高它们的效率，并消除他们潜在的空气污染源。

（5）确保煤气灶调节得当，管路没有堵塞。

5．如何改善通风？

（1）自然通风：定时打开门窗，让空气流动，有助于稀释室内空气污染物的浓度。用这种方法通风可以去除很多污染物，或者至少把它们的浓度降低到不会影响到患者的程度。它还可以帮助去除烹饪、燃烧燃料（如壁炉或炉灶）和其他来源产生的气味。

（2）机械通风：你可能在家里安装了一些机械通风设备，如浴室里的排气扇，还有厨房炉子上的排烟系统。这些设备会将室内的空气输送到室外，从而室外空气就会进入室内。空调和风扇也有类似的功能。现在还有清风系统能将室外的空气过滤后送入室内，清除一些室外的污染物。

当你使用会产生大量烟雾的产品时，如油漆、油漆稀释剂或剥离剂、清漆和胶水，通风尤为重要。如果可能的话，在开着的门或窗附近使用这些东西；如果不得不在室内封闭的空间使用，那么请使用风扇保持空气流通。

6．如何使用空气清新剂、空气过滤器和空气净化器？

（1）空气清新剂：由于很多空气清新剂中含邻苯二甲酸盐

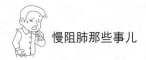

（高剂量可致癌），再加上有些慢阻肺患者对气味敏感，故可引发呼吸困难。如果你决定使用空气清新剂，那么可以选购无香味或淡香味的喷雾清新剂，但不要太频繁使用。在厨房和浴室里使用清新剂时，请打开排气扇。

（2）空气过滤器：空气过滤器可以选用高效率空气微粒子过滤网（HEPA）过滤器（尤其是哮喘或过敏性鼻炎患者）。HEPA过滤器对慢阻肺患者也很有用，它们能捕获空气中更小的颗粒。HEPA过滤器是能捕捉住空气中几乎所有的微小颗粒，包括花粉和尘螨粪便。这样的过滤网也可用于炉子、空调、吸尘器和其他电器。虽然它们通常比传统的纸质过滤器更贵，但是它们在捕获大颗粒和小颗粒方面都更有效。

（3）空气净化器：不建议慢阻肺患者在家中使用空气净化器，因为几乎所有空气净化器都会产生一定数量的臭氧，这对慢阻肺患者的肺是非常有害的。另外，还有电离器，它使用带电离子来收集并捕获空气中的微粒，也会产生一些臭氧。

7. 除了上述方法，还可以通过哪些方式净化室内空气？

（1）在垃圾桶（尤其是厨房里）底部撒上小苏打。

（2）在厨房柜台上放一小碗咖啡粉。

（3）如果下水道有异味，则试着切半个柠檬，或者将一汤匙或两勺咖啡渣（在煮好咖啡之后）倒入下水道，然后用热水冲洗。

第七节　慢阻肺患者家中如何摆放家具？如何让家更舒适？

重度慢阻肺患者即使在家中不外出，面对最常规的室内活动也有可能产生巨大的负担。当患者弯腰或站起时，可能会感到头晕。即使是从卧室走到卫生间，也会让患者上气不接下气。因此，对家内设施进行一些调整或者改造可以帮助患者更轻松地生活。尽量将一些日常所需的东西放到触手可及的地方。

1. 经常使用的东西如何摆放才能让自己拿取更方便？

在理想状态的家里，患者需要的所有东西都最好放在触手可及的抽屉里或者架子上，高度介于患者的腰和肩膀之间。这种设置能方便患者够得着任何东西，无论是站着、坐着或躺着。

虽然现实生活往往达不到这样的理想状态，但是患者和家人仍可以寻找到一些办法，将尽可能多的东西放入理想的高度，即腰部到肩部的空间。

（1）先找出患者最常用的东西，并弄清楚如何把这些东西安放得井井有条，这样才能在患者需要的时候很容易取到。

（2）借这个机会，向家人或朋友寻求帮助来整理常用物品，得到他们的帮助会让患者更轻松，而他们会很高兴有机会给患者提供实际的帮助。

（3）尽可能保持家里的简洁，减少不必要的杂乱和障碍。

（4）最好扔掉一些不必要的东西或重新安放它们，保证每个房间的过道通畅（对于离不开氧气罐的患者尤为重要）。

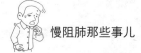

2. 卧室里如何布置呢？

患者床边的床头柜应该有一个电话、一个闹钟、一盏灯和一个很容易找到的插座。在床头柜上放一杯水，如果患者经常在半夜醒来，或者晚上咳嗽、口干、喉咙发痒（这些都是吸氧的常见症状），就可以很方便地喝到水，以缓解症状。睡觉前，可以把第二天早上的药放在床头柜上。

在卧室里放一把椅子，可以用它来放白天穿的衣服或晚上穿的睡衣和睡袍。也可以在穿脱衣服的时候坐在上面。另外，在穿袜子和鞋子的时候，如果有个脚凳会很方便（见图 15-4）。

在衣柜里，最上面的架子应该用来存放很少使用的物品。如果日常需要使用的物品较多，可以考虑安装垂直货架。这样，患

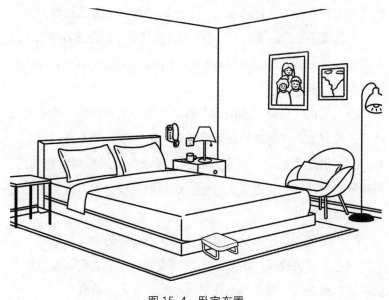

图 15-4　卧室布置

者就可以有两个或三个架子在一个舒适的高度，不需要用力拉伸和拉动。

3. 浴室里如何布置？

最好不要弯腰或蹲着翻找浴室水槽下面的东西，更好的选择是使用货架或专为浴室设计的储物单元来存放一些必需品。也可以用篮子来放需要的东西，如梳子、吹风机等。

当刷牙、洗脸时，可以考虑在水槽前放个凳子或椅子，毕竟坐着要比站着消耗的能量更少。如果不能从坐着的姿势看到镜子里的自己，那么就在台面上放一面竖立的小镜子。也可以在洗澡时用椅子放衣服或毛巾。

最好能在淋浴间放一把防水椅子，这样患者就可以坐着洗澡了。手持淋浴软管和喷头可以让洗澡更容易，洗浴用品放在一起，方便你拿到。建议购买小瓶的洗发水、护发素和沐浴露，因为小瓶比大瓶更容易握持（见图15-5）。

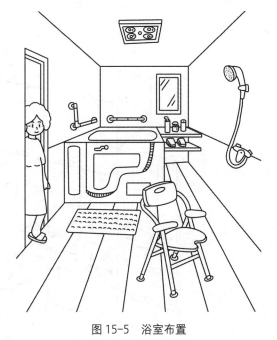

图 15-5　浴室布置

4. 厨房如何布置？

生活能自理的慢阻肺患者使用厨房的基本要求是把最常用的

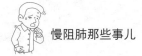
东西放在容易拿到的地方。

柜台下的橱柜最好采用滑轨设计，用来储放各种调料和配料，或者在台面上放置旋转架子，只要轻轻一转，就能方便取到。

在厨房里放一个高凳子，这样就可以坐在台面边上准备食物，或者在洗碗的时候坐在水池边。

在厨房里要把相关的东西放在一起，避免不必要的移动。例如，在饮水机旁放着杯子，旁边的柜子则放着麦片或者奶粉。

把糖、面粉和其他主食放在一起，罐头放在一起等。把最常用的东西放在中间的架子上，不常用的就可以放在顶部或底部的架子上（见图15-6）。

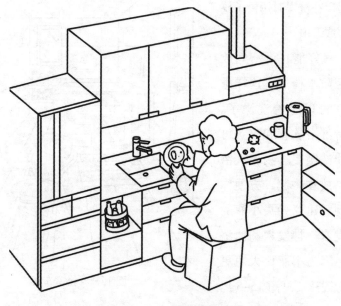

图15-6 厨房布置

5. 客厅里如何布置?

客厅最有可能是慢阻肺患者花费大量时间的地方, 所以需要一个舒适的椅子或沙发, 一张大桌子足够放患者想放的东西, 还需要有充足的照明来进行阅读和其他爱好。

一把适合的椅子不应该干扰患者的呼吸。例如, 头枕不能对颈部肌肉造成压力; 让呼吸更加舒畅。椅子应该有腰部支撑, 以减轻腰部的压力, 让膈肌轻松地扩张; 膝盖能舒舒服服地弯曲; 坐垫安放舒适, 能让背部挺直, 不躬背。

在患者面前的大桌子上, 可以放着要看的书、电视遥控器、电话和要服用的药。如果担心东西太多显得杂乱, 那可以用一些盒子收拾好它们。

最好在患者椅子边放一个落地灯, 这样看书时光线充足, 开关也很方便, 而不必扭曲身体或从座位上站起来 (见图 15-7)。

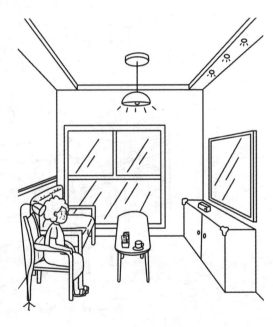

图 15-7　客厅布置

6. 洗衣房如何布置?

在慢阻肺患者使用的洗衣房内, 把洗衣机和烘干机放在架子

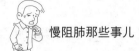

上，或者买一个新的储物底座，这样就不用弯腰把衣服拿进去或拿出来。安置一个平台和一把椅子，这样就能坐着熨烫、整理或折叠衣服。在阳台安装一个电动升降晾衣架，这样就可以不用弯腰挂取衣服（见图15-8）。

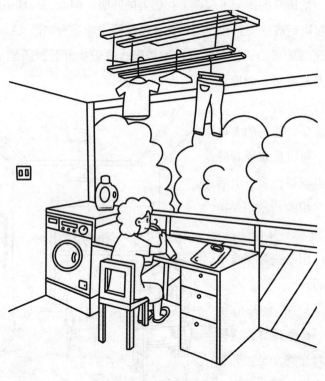

图15-8　洗衣房布置

7. 需要准备哪些帮助移动物品的工具？

为节省慢阻肺患者体力，可以在家中购置一个类似超市购物时用的小型手推车，用于把一些物品移动到不同房间。

　　配备一个抓取器，可以不用弯腰或者伸长手臂就能捡取落在地上的小件物品（见图 15-9）。

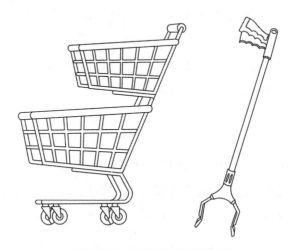

图 15-9　小型手推车及抓取器

8. 如何保持饮食简单?

　　慢阻肺患者准备食物会消耗很多能量，经常发现自己在做好饭后太累了，不想吃东西。对此，可以提前准备好食物，使用省力的器具，简单的清理技巧。

　　（1）提前计划：可以预先收集好做饭所需要的材料，如食材、餐具、香料，节省时间和体力。在开始进餐之前再休息一下，这是因为消化需要大量的能量，可能会使呼吸更加困难，进食后也需要休息，记住不要马上躺下睡觉。

　　也可以考虑做一次饭，然后分几顿吃，减少多次准备做饭的体力消耗。可以使用冷冻袋或单独的容器来冷冻剩菜；厨房里可

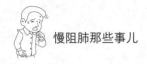

以买一个微波炉或蒸箱方便热饭菜。

（2）简单有技巧地清洗餐具：饭后清理有时比做饭还麻烦。建议有条件的家庭购买洗碗机，这样可以减少体能消耗。如果家中没有安装洗碗机，可以采取下列办法减少劳动：①当物品确实需要擦洗时，让它们先浸泡在热水中，以尽可能地让附着物软化；②如果没有烘干机，可以放在外面让盘子风干，而不是将它们放进橱柜；③如果很快就要再次使用锅，那就把它放在炉子上，不必放在橱柜里。

9. 快速打扫卫生的小妙招有哪些？

对于慢阻肺患者，灰尘太多对呼吸道是个刺激。但是，很多习以为常的清洁方法和产品会给慢阻肺患者带来新的问题，如鸡毛掸子把灰尘掸到空气中，会增加慢阻肺患者吸入的机会；给家具擦洗所用的清洁剂，对肺部的刺激性和灰尘一样大。以下一些方法可以减少这些风险。

（1）除尘：可以尝试一种特殊的防尘布，它可以在不使用的情况下吸附灰尘。在家里打扫卫生时，建议戴上口罩。

（2）吸尘器：在经济条件允许的情况下，可以选购扫地机器人来打扫地板，也可以用地面清洗器来快速清理碎屑。它们比传统的吸尘器轻得多，更容易推和拉，有很长的把手，不需要弯腰（见图 15-10）。

（3）拖把和扫帚：不建议慢阻肺患者及其家人使用干拖把和扫帚，因为它们可以使灰尘颗粒、宠物毛发和其他刺激物飘浮到空气中，被患者吸入后会使其呼吸变得更加困难。海绵拖把会保持水分，容易滋生霉菌，同样对慢阻肺患者不友好，不建议使用。

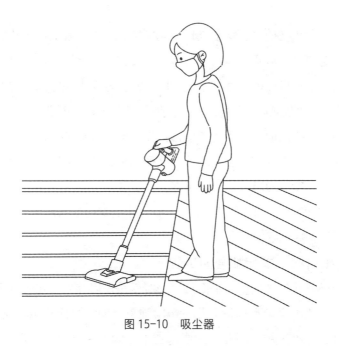

图 15-10　吸尘器

第八节　慢阻肺急性加重的判断和处理?

　　突然出现的严重慢性阻塞性肺疾病症状称为慢阻肺急性加重，但很多人对此知之甚少。事实上，一项研究表明，只有不到2%的患者理解什么是加重。患者通常会描述这样的症状——"呼吸不过来""快喘不过气了"。这就是突然出现严重症状的本质。这些发作非常可怕，而且后果很严重。

　　慢阻肺急性加重通常需要住院治疗，可能需要几周甚至几个月的时间才能完全恢复。不幸的是，有些人再也无法恢复到以前的健康状态。

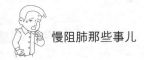

需要重视的是，如果发作得越频繁，那么患者的健康状况下降得越快，就需要更长的时间从每次发作中恢复过来。及时和适当的治疗可以减少急性加重的危险，甚至避免慢性阻塞性肺疾病发作的长期影响。不幸的是，有些患者会忽视不断恶化的症状，直到不可控制而不得不紧急就诊。慢阻肺患者如果知道平日要注意什么，当警告信号出现时该怎么做，那么就增加了在相对良好的状态下度过慢阻肺危机的机会。

在本节中，我们将定义慢阻肺急性加重的症状和常见原因，并介绍一些治疗方法。

1. 什么是慢阻肺急性加重？

慢阻肺急性加重从字面意思理解就是慢阻肺患者在短时间内因为某些因素导致病情恶化。慢阻肺患者的主要症状包括咳嗽、咳痰和呼吸困难。因此，只要这三个症状中一个以上出现加重，就可以考虑慢阻肺急性加重。具体如下：①呼吸困难加重；②咳嗽更加频繁；③咳出黄色或绿色脓痰。其中呼吸困难加重（用药后改善不明显）是最为关键的。除此之外，还可能出现睡眠质量下降、食欲不振、疲惫不堪、焦躁不安等情况。

2. 慢阻肺急性加重如何判断严重程度？

慢阻肺急性加重可以分成轻、中、重三个程度。

（1）轻度加重：仅涉及急性加重三个主要症状之一和至少有以下一种情况：喘息增加，心率和呼吸频率加快，不明原因的发热，或最近的上呼吸道感染。轻度发作通常可以在家中进行处理。

（2）中度加重：至少有三个主要症状中的两个，需要额外的药物来治疗。在这种情况下，需要联系医生以寻求帮助，但可能没有必要叫救护车。

（3）重度加重：有三个主要症状，患者健康状况正在迅速恶化。这种情况下需要立即叫救护车或在家属的陪伴下去急诊室，这种情况几乎都需要住院。

3. 哪些情况下家属和护理人员要立即联系 120 来急救？

特别注意，如果患者出现以下情况，家属和护理人员要立即联系 120 来急救。

（1）站立，行走或说话困难（用药后没有改善）。

（2）心跳不规则或增快（如心率超过 100 次 / 分钟）。

（3）嘴唇或指甲变色（灰色或蓝色）。

（4）头晕、意识模糊、胡言乱语，这些可能表明大脑缺氧。

（5）极度疲劳。

（6）胸闷或者胸痛。

（7）因为呼吸困难导致难以入睡。

4. 慢阻肺急性加重的危害有哪些？

（1）死亡风险增加。

（2）未来发生频繁急性加重的风险增加。

（3）肺功能下降更快。

（4）生活质量更差。

（5）合并症的情况恶化。

5. 哪些因素是慢阻肺急性加重的高危因素？

通常认为以下几种情况容易发生慢阻肺急性加重。

（1）高龄（80 岁以上）。

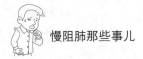

（2）日常就有慢性咳嗽、咳痰且量较多者。

（3）空气污染，包括继续吸烟或者吸入二手烟。

（4）慢阻肺病情较重，肺功能较差。

（5）既往有慢阻肺急性加重病史。

（6）合并有心脏病、糖尿病和胃食管反流者。

（7）有焦虑和抑郁状态。

以上这 7 种情况有 2 个及以上就是发生慢阻肺急性加重的高危人群。

6. 导致慢阻肺急性加重的原因是什么？

最常见的原因是感染，包括细菌感染和病毒感染。细菌感染时患者通常会咳出黄色或绿色脓痰；病毒感染时则一般咳白痰或灰色痰。其次是环境中的有害气体和颗粒，20% ~ 30% 慢阻肺急性加重与此有关。

7. 为什么慢阻肺患者容易遭受感染？

首先，慢阻肺患者免疫系统受损，所以更容易受到空气传播的病毒和细菌的攻击；其次，慢阻肺产生的大量黏液是病毒和细菌的绝佳滋生地。

当然，慢阻肺患者呼吸困难加重并不都是慢阻肺急性加重，有可能是合并了其他疾病，如心功能不全、肺栓塞及自发性气胸和胸腔积液。所以，一旦患者出现呼吸困难，一定要及时就诊，不要耽误病情。

8. 出现慢阻肺急性加重怎么办？如何治疗？

慢阻肺患者需要在日常生活中做好以下几点准备，这样就能在出现急性加重时用得上。

（1）把需要的东西都放在一个地方，以便能迅速找到它。

（2）备好医生、医院和联系人的电话号码，以及医院地址。

（3）放好用药清单。

（4）准备好所需费用。

（5）一旦怀疑急性加重，应立即就医。

出现慢阻肺急性加重，首先要评估是否需要住院治疗。患者在家中可以先吸入短效支气管舒张剂（如万托林、爱全乐）以缓解症状，然后联系家人或者急救系统送入附近医院救治。

至于患者可否在家中自行服用抗生素，最好在咨询医生后决定。因为抗生素只对细菌感染有效，如果是病毒感染，那么抗生素没有效果。医生会对有发热的急性加重的慢阻肺患者进行流感病毒等的筛查，以确定是否有相应病毒感染。

对于慢阻肺急性加重的患者，激素是一种常用药物。它可以减轻气道的炎症反应，缓解患者呼吸困难，通常建议使用一周。

9. 从急性加重中恢复通常需要多长时间？

从一次急性加重中恢复到日常状态需要多久主要是根据严重程度而定。患者可能在开始治疗的最初几天感觉良好，但如果症状没有进一步改善，或几天后又有进展，则需要联系主管医生。通常一次慢阻肺的急性加重需要 21 天才能恢复到发病前的水平；但有些患者可能需要 4～6 周，甚至更长时间。

10. 慢阻肺急性加重患者住院后，什么情况下可以出院？

住院患者在医生评估后可以出院，通常出院的标准需要达到以下几项。

（1）吸入型短效 β2 受体激动剂给药频率不超过每 4 小时一次。

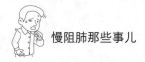

（2）患者能在室内活动。

（3）患者不会因呼吸困难而导致无法正常进食或睡觉。

（4）患者已临床稳定 24 小时。

（5）患者及家属（或护理人员）完全理解药物的正确使用。

（6）患者、家属及医生对患者能成功处理问题均有信心。

11. 慢阻肺患者出院后需要注意什么？

通常在出院前要和医生确认以下事情。

（1）确认吸入装置已正确使用（压力定量吸入型或干粉吸入型）。

（2）确认出院所带的药物，并了解服用的剂量和时间（特别是全身激素）。

（3）确认是否需要在家中氧疗和使用无创呼吸机，确认每天需要使用的时间。

（4）考虑戒烟、接种流感疫苗和肺康复治疗。

（5）安排出院后 4 ~ 6 周随访。

12. 如何预防急性加重？

预防急性加重最关键的是戒烟和防止吸入有害气体或者吸入刺激物。接种流感疫苗和肺炎球菌疫苗也能减少急性加重的频率。另外，日常进行肺康复训练也能减少慢阻肺的急性加重。患者可以采取一些措施来保护自己，避免发生急性加重。

（1）注意居住地的空气质量。在有大风、多尘或高污染的日子里待在家里不要外出；在过热的天气里寻找避暑的地方，或者在家中使用空调降温；在过冷的天气里要注意保暖，可以采用各种保暖的设备或开空调、地暖。

（2）不要让他人在自己身边吸烟、使用浓烈的香水或喷雾剂；远离化学药品和家用清洁剂、油漆等产品。它们可能会散发有毒烟雾。

（3）戒烟，避免吸二手烟。家人也不要在室内吸烟，不要去烟雾弥漫的地方，如棋牌室。

（4）注射流感疫苗和肺炎球菌疫苗。应该每年接种一次流感疫苗，每五年接种一次肺炎球菌疫苗；在流感季节要采取额外的预防措施来保护自己，如佩戴口罩。

（5）保持身体水分充足，多喝水是保持黏液稀薄的好方法，这样更容易将痰液咳出。

（6）规律吸入长效支气管舒张剂和糖皮质激素也能减少急性加重的风险。因此，再次强调规律用药很重要。

（陈侠 乐清市第三人民医院）

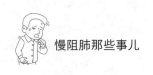

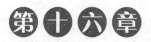

慢阻肺患者如何面对情绪问题

慢阻肺患者会对自己的健康状态和生活感到沮丧，这种情况并不少见。加拿大的一项研究发现，大约一半的慢阻肺患者符合精神疾病的标准，主要表现是抑郁症、焦虑症。其中，患有慢阻肺的女性比男性更容易患上焦虑、抑郁和其他情绪或精神障碍疾病，程度上也似乎更严重。

慢阻肺患者可能会觉得正在丧失生活的能力，需要更多依赖家人和护理人员，也不能做自己曾经喜欢做的事情。患者可能会担心自己成为家人和朋友的负担，还可能会对曾经或现在的吸烟习惯对自己身体造成的伤害感到内疚，甚至会感觉自己不值得被同情。

在这一章中，我们将告诉患者如何面对和克服的这些情感困境。

第一节　面对慢阻肺，我要怎么办？

1. 慢阻肺患者常出现的几种不良情绪是什么？

当慢阻肺患者第一次听到医生给自己诊断时，通常会有几种不好的反应。

第一种：将问题最小化或者忽视。这类患者对诊断慢阻肺不以为意，认为不需要治疗。

第二种：反应过度。这类患者听到自己患上慢阻肺，往往会觉得自己被判了"死刑"，活不了多久了。觉得治疗没有太大意义，不配合治疗。

第三种：用比较积极的心态去处理，但是表现过于着急。这类患者会"集中注意力"，立即收集他们能收集到的所有信息，通常有一定的焦虑情绪，会关心新的治疗方案，也会对自己的预后过于担心。

第四种：发怒。这类患者在知道自己患上慢阻肺时，且当医生告知是吸烟引起的，他们会将怒火发泄到烟草公司、不负责的政府（允许烟草售卖）、诱使自己吸烟的伙伴等。

2. 如何了解自己的局限？

首先要了解慢阻肺这个病是如何影响你生活的。患者可能已经习惯了"带病上场"，企图不让疾病放慢自己的速度。但是，面对慢阻肺，如果要想像以前那样参加各种活动，可能不仅不切实际，甚至有可能会导致更严重的症状或急性加重。这反过来会损害患者的整体健康。

患者要诚实地评估自己的局限性并不容易。所以，这里有一些帮助患者思考疾病是如何影响生活的问题。

（1）你是否因为慢阻肺而不得不放弃工作或转行做兼职？

（2）如果你还在工作，你是否发现你的工作比以前更让你感到疲惫？

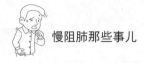
（3）如果你还在工作，你会比以前请更多的病假吗？

（4）你是否已经放弃或减少了曾经向往的爱好或活动？

（5）想想做家务（洗衣、打扫、做饭等）会不会让你觉得很累？

（6）你发现这些天的社交（无论是面对面的还是打电话）更加疲倦吗？

（7）你是否因为担心自己会更累或者你的症状会加重，从而避免某些社交活动？

建议患者和家人或朋友一起看看这些问题，并给出答案，可能会对患者有所帮助。毕竟当局者迷，旁观者清，别人的意见常常会更中肯。

3. 如何直面恐惧？

恐惧被广泛认为是人类所有情绪中最强大的一种。它与很多心理健康问题密切相关，如焦虑障碍的发生。

当被告知患有慢阻肺时，或者当突然症状发作时，患者天生的恐惧就会进入过度驱动状态。患者可能会被慢阻肺深不可测的情况吓倒，因为觉得患有慢阻肺，自己无法掌控自己的命运，可能害怕成为家人的负担，更害怕无法照顾自己，以及濒临死亡。

那么，患者可以找家人和朋友谈论自己的病。交谈可以帮患者消除心中部分的恐惧。患者的恐惧是正常的，但不必让它们控制自己。

4. 如何告别过去？

（1）给自己安排一个"悲伤约定"。给自己留出半小时至1小时的独处时间，让自己去感受自己的感觉。患者可能会感到惊讶，在一次自怜之后，自己感觉好多了。

（2）写下自己感受。很多人不愿意谈论他们的感受如何，但他们可以在日记里释放很多压抑的情绪。你写的东西不是给别人看的，除非你自己选择分享它。这样你就可以诚实地面对自己的内心。

（3）列出你在患慢阻肺之前所面临的挑战。慢阻肺的诊断之所以说是毁灭性的，原因之一是这个病对你来说是新的和未知的——而害怕未知本身就是正常的。但是，你还要适应生活中的其他挑战，记住你是如何应对其他挑战的。这可以帮助你建立应对慢阻肺挑战的信心。

（4）举行一个小仪式来纪念你过去的生活。有时正式承认你失去的那些日子可以帮助你面对未来。

5. 如何适应新生活？

当生活发生变化时，你需要一些时间适应新的生活规律。毫无疑问，在你的日常生活重新走上新的轨道之前，你会有一个不断试错和适应的过程。耐心是让自己尽可能轻松调整的关键。不要期望每件事都能马上变得完美。当你忘记了你的新生活的一部分或发现你没有精力去做你想做的事时，请不要自责。与慢阻肺一起生活，一开始会觉得陌生和不舒服。但是，当你发现最适合自己的生活状态后，那种不适感将会消失。

第二节　让你爱的人参与到你的新生活中来，这有必要吗？

孤独感是慢阻肺患者或其他严重疾病患者中最常见的反应之

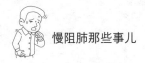

一。现在，你与周围的人都不同了，慢性病的标签在你和其他人之间竖立起来了，成为了一个无形的屏障。

对于这种与众不同的感觉，人们的自然反应是忽略它。你会把勇敢写在脸上；你会为了家庭而坚强，你会拒绝别人对你表现的同情；你甚至会小心翼翼，不去抱怨自己的病情。

问题是，坚强和勇敢会增加你的孤独感，因为当你一直表现得坚强和勇敢，你不会让自己表现出任何身体上或情感上的软弱情绪，你就不能寻求帮助，你觉得你必须自己做所有的事情。这反过来又会让你感到孤独、孤立，甚至不被爱。孤立和孤独对你的身心都有害。

向你的家人和朋友敞开心扉谈论慢阻肺对你生活的影响可能并不容易。但是，如果你们都能畅所欲言，制订一个生活在一起的可行方案，那你和他们都会感觉更好。

1. 慢阻肺患者日常生活中会发生什么样的情绪变化？

与大多数慢阻肺患者一样，你会觉得慢阻肺把你扔进了一个奇异的平行宇宙，你会被一波又一波的困惑和矛盾情绪冲击，可能会因为生活方式的改变而感到不知所措：在你症状没有那么差的日子里，你可能会觉得这只是一个奇怪的梦；可当你的症状加重，让你无法做你通常做的事情或你想做的事情时，你又可能会感到无比沮丧；如果你的病情突然急性加重，你可能只是单纯地感到害怕。

所有这些感觉都是正常的。不论是身体上还是情绪上，有好有坏都是正常的。当你习惯了你的新生活，你就会开始做一些你能做的事情来控制你的症状。这些感觉就没有原来那么强烈了。

2．如何处理上述情绪？

在生活中，你可以做一些事情来避免坏情绪占据你的内心。

（1）即使你不打算出门，每天也要穿好衣服。激励自己去做一些事情，哪怕是很小的家务，让自己穿戴整齐，准备好迎接新的一天。

（2）只要有时间，到外面走走，锻炼一下身体，呼吸一下清新空气。被关起来，对任何人的心理健康都没有好处。即使是一个几分钟的户外活动，对你的心情都会有奇妙的影响。

（3）坚持自己喜欢的爱好或活动。如果以前的爱好不得不放弃的话，那就寻找新的爱好。让新的爱好占据你的脑子和手，你会享受其中，从而远离那些不太积极的事情。

（4）保持友谊。人是社会动物，保持社交会有助于保持你的精神愉悦。

（5）与他人交谈——可以是家庭成员、朋友或护理人员，与他们谈论你的感受。

（6）按照医嘱服药并遵守你的治疗计划。你的药物、饮食和锻炼都会帮助你减少身体方面的不适症状。你的身体感觉越好，你的精神和情感状态才会越好。

（7）给自己留足够的休息时间。慢阻肺是一种令人疲劳的疾病。如果你没有得到足够的休息，那你将无法做很多你想做的事情。

3．如何做到你和家人互相理解？

你并不是唯一一个要应对一系列令人困惑的情绪的人。你的亲人可能会从精神上和情感上慢慢接受你是慢阻肺患者这个现实。对他们来说，害怕和担心是很自然的。他们会有一种无助

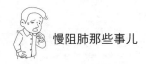
感。当他们没法控制好你的病情时，他们也会被一些困难和必须要做出的改变压垮。

当遇到困难时，不论是对他们还是对你来说，感到愤怒和怨恨也是很自然的。你的家人和朋友可能会因为你不再是那个曾经为他们做很多事情的人而感到痛苦。

这并不是说他们把你的病归咎于你，只是你的家人、朋友很难在心理上调整好你的形象以适应新的现实。你和你的家人都讨厌慢阻肺这个病给你带来的痛苦和改变。你们双方可能都不愿意表达自己的沮丧和愤怒，每个人都试图为了对方尽可能表现得坚强，以为那样就可以让对方更容易应付。

勇于承认这些感觉并接受它们，可以奇迹般地限制它们的效力。沮丧、怨恨和其他负面情绪会在黑暗中生长。当把它们公开拿出来后，反而会让它们无处生存。你可以主动讨论自己的生活和感受，告诉你的家人，也问问他们对你的情况有什么感受。

4. 如何和家人、朋友一起解决问题？

你和你的家人需要团队合作的精神，一起面对慢阻肺的挑战。在做之前，首先要弄清楚如何与家人一起做这些事情。这样做的目的可以实现两个重要的目标：一个目标是让你的家人在帮助你管理慢阻肺方面发挥建设性的作用；另一个目标是它为你建立一个支持系统，让你不会感到自己是独自面对这一切。让他们参与到你的新的日常计划和执行中来，会让他们有一种能够帮助别人的满足感。

你的家人和朋友可以做以下事情。

（1）帮助你保持活跃状态。他们可以和你一起散步，带你去购物，或者去理发和看电影，陪你参加各种社交活动。

（2）鼓励你遵循你的治疗计划。他们可以督促你按时服药、合理饮食，并且保证充足的休息和锻炼。

（3）接手那些对你来说太累的任务。他们可以负责日常购物、烹饪、房屋清洁等琐事和差事。

（4）提供情感支持。当你遇到困难时，他们会倾听你的话。

（5）保护你的独立性。通过这些方式的帮助，他们仍然让你尽可能长时间地保持生活的独立。

第三节　如何应对压力？

毫无疑问，慢阻肺是一种压力很大的疾病。压力会导致身体和情感状态的恶化。这可能是一个恶性循环：慢阻肺让你感到呼吸困难和疲劳，而你的躯体症状又使你感到焦虑和烦躁；焦虑和烦躁反过来又促使你的呼吸更急促、更浅，快速而短浅的呼吸会让你感觉更气短；感觉呼吸更加急促会增加你的焦虑程度，从而使呼吸更加困难。

这有可能是非常危险的状况，因为这个恶性循环会发展成慢阻肺症状的突然恶化。而突然发作会让你的整体健康状况更快恶化。

因此，了解如何应对压力对慢阻肺患者的健康生活至关重要。需要强调的是，我们并不是完全消除压力，因为这是不可能的，生活本就是一件充满压力的事情。但是，即使你不能让你的生活完全没有压力，你也可以使用各种各样的技巧来减少压力带

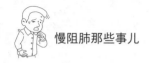

来的影响。

1. 如何放松身心？

温和的肢体拉伸可以有效地消除肌肉的紧张感（参考第十二章）。你可以很容易将它们与精神放松结合起来。当你感受到压力出现时，花几分钟安静地坐着或躺着，将注意力集中，把恐惧从身体里赶出去。从你的头或脚趾开始，花一些时间集中精力放松身体的某个部位，然后集中精力在你身体的其他部位做同样的事情。

控制呼吸是一种很好的放松方法。具体做法是呼气的时间是吸气的两倍。这有助于你尽可能将更多空气从肺部排出，可以减轻呼吸急促的感觉。

如果你难以入睡，可以有意识地放松每组肌肉。这样可能会对睡眠有所帮助：从你的脚开始，慢慢向上，想象紧张的感觉从你的肌肉中流出；当这种感觉到达你的肩膀时，你可能会发现你已经准备好睡觉了。

播放舒缓的音乐，可以帮助你集中注意力于身心放松；也可以看一些轻松的书，以带给自己轻松的感觉。

2. 如何减少压力的诱因？

压力最常见的原因之一是被责任超载的感觉。当你患有慢阻肺时，即使是简单的任务（如倒垃圾或洗碗）也会带来压力。就像你要学会明智地使用你的体力一样，你必须想清楚把精力用在什么地方。

让你的家人和朋友参与到你的生活中来，通过大家共同努力，你可以将许多事情委派给其他人，从而自己能自由地做其他的事情——如坚持你的治疗方案，还有锻炼计划。

3. 如何照顾好自己?

自由地照顾好你自己也是你的责任。照顾好自己可以是减少你的压力、保持充足的睡眠和合理的饮食。这样可以让你更健康，以应对可能的压力。

第四节　如何寻求其他支持?

家人、朋友，社区工作人员和社区医疗中心可以帮助你度过那些生活困难的日子。把你的烦恼和忧虑告诉他们，可以减轻你许多情绪和精神上的负担。有时候和他们讨论一些事情，他们可以给你提供关于生活的不同选择和观点，有些可能是你不曾想到的。来自他人的支持，也是避免孤独的关键。

1. 如何找到像你一样的人? 如何参加慢阻肺患者康复群?

你可能会发现，加入慢阻肺支持小组，他们可以提供你所需要的个人经验和理解。

问问你的医生或你所在的社区是否有慢阻肺患者群，也可以在住院期间和门诊建立这样的微信群。当然，也可以通过互联网寻找在线社区。

2. 做心理咨询前，首先要了解哪些症状需要进行心理咨询或精神评估?

如果你似乎无法摆脱消极情绪——这些情绪会干扰你应对慢阻肺的能力，那么你可以寻求心理科专业咨询。持续的无助感、人生虚无感和悲伤均表明你存在抑郁症。这可能会严重阻碍你为

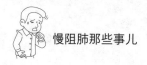

了控制慢阻肺所作出的努力。

以下这些抑郁状况应该由心理咨询师或精神科医生进行评估和治疗。

①对生活很悲观。

②负罪感或内疚。

③对爱好和其他活动失去兴趣。

④无精打采，明显乏力。

⑤睡眠模式的改变（失眠或过度睡眠）。

⑥食欲或体重的明显变化。

⑦紧张或易怒。

⑧难以集中注意力或做决定。

⑨有自杀或轻生的念头。

特别要注意抑郁症的一些症状，如无精打采、体重或食欲的变化、注意力难以集中——也可能是慢阻肺本身的影响。你可能很难判断你的症状是来自躯体上的还是情绪上的，又或者两者兼有。

抑郁症不仅仅是一种短暂的坏心情。研究表明，抑郁症对身体健康的危害比许多慢性疾病（包括关节炎、糖尿病、哮喘和某些心脏病等）更大。当你除了这些慢性疾病，又有了抑郁症，则会使你的慢性病恶化。

一个有效的慢阻肺治疗计划应该是全面的，包括你的身心健康。在向你的医生咨询治疗计划的同时，可以询问一下免费或收费的心理健康服务。

3. 为什么有些患者对服用抗抑郁药很抗拒呢？

在过去的几十年里，抗抑郁药取得了长足的进步，但是对很多人来说，"抗抑郁药"这个词会让人联想到像"僵尸"一样神经过敏的人，或者在精神上"软弱"、无法应对现实生活坎坷的人。正是这些在大众头脑中长期的刻板印象和误解，导致很多被诊断为抑郁症的患者拒绝服用抗抑郁药。

4. 如何正确认识抗抑郁药？

首先，抗抑郁药不会让人"嗨起来"，也不会让人变成一个两眼空洞、灵魂脱壳的人。新的抗抑郁药可以通过纠正患者大脑中某些化学物质的失衡而起作用，让患者在精神上和情感上更像自己。不少患者描述抗抑郁药缓解了他们的焦虑、恐慌和抑郁的感觉。

5. 抗抑郁药的不良反应有哪些？

当然，像任何药物一样，抗抑郁药也会带来一些不良反应。一些抗抑郁药会让你更难减肥，会促进体重增加（根据你的情况，对于你和你的医生而言，这可能不是需要重点关注的事情）。其中一些药物可能会影响你的睡眠，导致你失眠或者做一些生动甚至奇怪的梦；有些药物会让你在白天也感到疲倦或困乏；有些药物会让你的胃不舒服，但你可以通过在饭前或饭后服药来避免。抗抑郁药和其他处方药一样，可能会干扰一些药物治疗。因此，在用药之前，要和你的医生充分交流，了解抗抑郁药的利弊，并让医生指导你如何用药，以及减少与其他药物相互作用。

抗抑郁药还有一个神奇的用途，就是当你想戒烟时，它可以帮助缓解因为尼古丁戒断所带来的神经紧张和易怒感。

（沈凌　西湖大学附属杭州市第一人民医院）

第七篇

合并症和戒烟篇

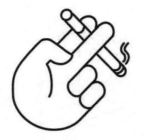

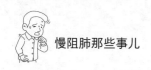

第十七章

慢阻肺患者合并了其他疾病，怎么诊断和治疗

　　慢阻肺患者常常不只是呼吸道的问题，还可能和一堆其他疾病"勾结"起来，像肺癌、心血管疾病、焦虑或抑郁、代谢性疾病（如骨质疏松症）这些听起来就让人头疼的病症！对于缺氧性慢阻肺患者而言，死于合并症的比例非常高（见图17-1）。

　　据权威媒体报道，超过2/3的慢阻肺患者都有至少一种这样的"小伙伴"。这简直就像打开了潘多拉魔盒，让治疗和管理变

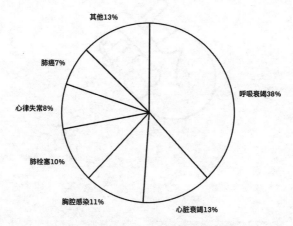

图 17-1　慢阻肺患者死于合并症的比例

得更加复杂!

想象一下,如果你每天吃五六种药,不仅要担心药物之间的"化学反应",还可能因为不良反应叠加而苦不堪言。这种合并症的情况听起来很可怕,但别担心,医学专家们已经给出了明确的解决方案!

我们要学会自我识别,提高预防意识。比如说,你发现自己的咳嗽、气短等症状加重,或者出现了新的不适,如胸痛、呼吸困难等,那就得赶紧去医院啦!

在临床上,医生会细心观察患者的症状,及时发现并处理这些合并症。治疗这些合并症的原则和治疗单独慢阻肺的原则其实差不多,所以我们不用担心医生会因为"分身乏术"而忽略了对慢阻肺本身的治疗。

当然了,除了医生的帮助,我们自己也要做好日常的保健工作。比如,戒烟、保持良好的作息、均衡饮食、适当锻炼等。这些都是提高生活质量的必备技能。

面对慢阻肺这个"隐形杀手",我们不仅要保持警惕,还要积极应对。

第一节　怎么诊断和治疗慢阻肺患者合并心血管疾病?

1. 慢阻肺与冠心病有什么关系?

冠心病是冠状动脉粥样硬化性心脏病的简称。冠状动脉是供

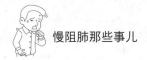

应心肌营养的血管。当它的内壁长出斑块导致血管狭窄，导致心肌得不到足够的氧气和营养，心肌就会发生缺血，出现心绞痛。如果冠状动脉内壁的斑块发生破裂，把血管完全堵死，就会导致心肌梗死，从而严重影响患者的生活质量，甚至有生命危险。

慢阻肺会通过一系列的炎症反应、氧化应激等，让冠状动脉更容易产生斑块，同时由于机体整体缺氧，也会加重心肌缺血，长时间会导致缺血性心肌病。

慢阻肺合并冠心病的治疗要"双管齐下"：一方面，我们要按照缺血性心肌病的指南来治疗，如药物治疗、冠状动脉旁路移植术（CABG）或者经皮冠状动脉介入治疗（PCI）等，无论是治疗心绞痛还是心肌梗死，应用高选择性 β1 受体阻滞剂治疗是安全的；另一方面，也不能忘了慢阻肺的常规治疗。需要注意的是，慢阻肺患者合并不稳定心绞痛时应避免使用高剂量的 β 受体激动剂（特别是口服制剂）。

除此之外，我们还需要戒烟、控制体重、定期运动，这些都是改善病情的重要法宝。

2. 慢阻肺与心力衰竭有什么关系？

不少老年人由于长期冠心病、高血压，心肌缺血加上长期高负荷状态，就有可能出现心脏衰竭，心脏射血分数下降，每次跳动只能输出一点点血液，导致身体得不到足够的能量。另一方面，由于大量血液不能有效进入全身动脉系统，容易把压力传导到肺部的毛细血管，从而导致肺水肿。如果慢阻肺患者叠加肺水肿，则会导致呼吸困难明显加重。慢阻肺也会给心脏和循环系统带来很大压力，它表现在以下几点。

（1）慢阻肺导致的动脉血氧分压下降。心脏为了获得更多氧气，就需要增加心跳频率。这仿佛就像鞭打一匹快要累死的马，让它快跑。

（2）慢阻肺患者呼气时正压增加和呼吸做功增加，会导致交感神经兴奋，心率增加：短期内导致心肌收缩能力增加和血管收缩；长期则会引起心肌肥厚和损害，导致心肌收缩能力更快下降。

（3）缺氧会引起红细胞增多，血液更加黏稠，还可以引起肺血管收缩和结构改变，诱发肺栓塞以及肺动脉压力增高，最终导致右心增大，右心功能衰竭（通常说的肺心病）。

如果患者出现任何腿部、脚踝或腹部的水肿，睡眠时无法躺下，要端坐着喘气，则提示心功能明显恶化，那么应该打电话给医生或者到医院就诊。

3. 慢阻肺与心律失常有什么关系？

心律失常是指心脏搏动节律出现了问题，表现为心跳过快、过慢、不规则。就像心脏在"蹦迪"，节奏全乱了！在慢阻肺患者中，心律失常的风险更是大大增加！

慢阻肺患者的肺部就像一座拥堵的城市，气流不畅，呼吸困难。心脏为了把氧气通过血液供应到全身，还要拼命工作，岂不是"压力山大"？没错，这种压力就可能导致心律失常的发生。特别是那些慢阻肺急性加重的患者，心脏的负担更是雪上加霜，心房颤动的症状也随之加重。

药物治疗就像给心脏吃了"定心丸"，常用药物有β受体阻滞剂、钙通道阻滞剂和抗心律失常药。手术治疗包括射频消融术、起搏器植入术等，让心脏重新找回正常的节奏。

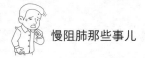
慢阻肺患者在使用支气管舒张剂和茶碱时也要小心。虽然这些药物可以帮助扩张支气管，改善呼吸困难的症状，但要警惕它们可能带来的心律失常风险。不过别担心，只要在医生的指导下合理使用，就可以将风险降到最低。

患者也要学会在生活中注意保护自己的心脏，如保持健康的生活方式、避免过度劳累、保持良好的心态等。

第二节　怎么诊断和治疗慢阻肺患者合并肺癌?

慢阻肺和肺癌已经成为严重威胁人类健康的两大疾病。

1. 慢阻肺和肺癌的共同危险因素是什么?

慢阻肺和肺癌具有许多共同的危险因素，如吸烟、大气污染、职业性粉尘接触以及既往肺部疾病史等。这些危险因素既是肺癌的高危因素，也是慢阻肺发生的危险因素。肺癌是轻度慢阻肺患者死亡的最常见原因。合并慢阻肺使肺癌患者预后更差，增加术后并发症，可谓"雪上加霜"。

2. 慢阻肺和肺癌如何诊断?

低剂量胸部 CT 检查可以及时发现早期肺癌，这被认为是改善肺癌长期生存率的潜在措施。对于具有高危因素的人群，如年龄＞55岁、吸烟史≥10包年等，建议定期进行低剂量胸部 CT 检查。

肺功能检查是评估慢阻肺病情严重程度的重要手段。对于存在慢阻肺高危因素的人群，如长期吸烟者、职业性粉尘接触者等，建议定期进行肺功能检查。

3. 慢阻肺合并肺癌如何治疗？

（1）慢阻肺合并肺癌的治疗：对于慢阻肺患者合并肺癌的治疗，应按照肺癌指南进行。但由于慢阻肺患者的肺功能明显降低，肺癌的外科手术常受到一定限制。在治疗过程中，应综合考虑肺癌和慢阻肺各自的进展情况和严重程度、患者个体情况以及干预措施的优先级，制订相应的治疗和管理策略。

（2）慢阻肺的常规治疗：在肺癌治疗过程中，如果慢阻肺处于稳定期，推荐使用以支气管扩张剂为基础的吸入治疗，并定期根据临床症状、肺功能、急性加重风险、合并症和外周血嗜酸性粒细胞计数开展个体化评估和药物调整。同时，应开展非药物治疗，如戒烟、脱离有害因素接触、疫苗接种、呼吸康复、氧疗等。

4. 慢阻肺和肺癌如何预防？

预防慢阻肺和肺癌的最好措施是戒烟。吸烟是这两种疾病最重要的危险因素，戒烟可以显著降低患病风险。此外，减少大气污染、避免职业性粉尘接触以及加强肺部疾病的早期诊断和治疗，也是预防这两种疾病的重要措施。

第三节　怎么诊断和治疗慢阻肺患者合并支气管扩张？

想象一下，你的呼吸道就像是一棵大树，支气管就是那些树枝。当这些"树枝"因为种种原因反复受伤，致使支气管壁结构

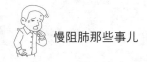

被破坏，变得扭曲和扩张，那就是支气管扩张（支扩）了。更糟糕的是，它和慢阻肺还有着不解之缘。

1. 慢阻肺合并支气管扩张如何诊断？

慢阻肺患者的 CT 片子里，常常能看到支扩的影子。这就像是给原本就脆弱的呼吸系统又加上了一层枷锁。合并了支扩的慢阻肺患者，不仅要面对更严重的感染、更频繁的急性加重，还要面对更长的病程、更明显的症状和更严重的肺功能损害。这些，无疑给患者的生活带来了更多的困扰和痛苦。

2. 慢阻肺合并支气管扩张如何治疗？

对于慢阻肺合并支扩的稳定期治疗，有戒烟、家庭氧疗、长期规律应用长效支气管舒张剂或联合使用吸入性糖皮质激素（ICS）、接种肺炎球菌疫苗以及流感病毒疫苗等常见措施。

研究发现，合并支气管扩张与慢阻肺急性加重病程延长、气道铜绿假单胞菌定植、病死率升高相关。这进一步强调了免疫调节治疗和肺康复训练在慢阻肺合并支扩治疗中的重要性。

慢阻肺患者合并支气管扩张的治疗，应按照相应的指南常规：对于慢阻肺的治疗，有些患者可能需要更积极的、疗程更长的抗生素治疗；对于存在细菌定植或反复下呼吸道感染的患者，需要关注 ICS 治疗与肺炎的关系，权衡利弊来决定是否应用。这些都需要医生根据患者的具体情况，制订个体化的治疗方案。

在治疗过程中，患者和家属要积极配合医生的治疗建议，定期进行复查和评估，以便及时调整治疗方案。此外，患者还应注意保持良好的生活习惯，加强锻炼，增强体质，以提高免疫力，减少感染的发生。特别要重视气道廓清治疗，增加痰液的排出。

第四节　怎么诊断和治疗慢阻肺患者合并阻塞性睡眠呼吸暂停和失眠?

深夜，你是否被自己的鼾声吵醒，或者感到窒息憋闷？打鼾，是一种普遍存在的睡眠现象，是睡眠期间上呼吸道被不同程度阻塞引起的。其中阻塞性睡眠呼吸暂停（OSA）是指患者在睡眠过程中反复出现呼吸暂停和低通气。临床上可表现为睡眠时打鼾，鼾声大且不规律，夜间有窒息感或被憋醒，睡眠紊乱，白天出现嗜睡，记忆力下降，严重者出现认知功能下降、行为异常。症状的出现有很大的个体差异，可一项或多项，也可没有症状。

研究表明，慢阻肺患者合并 OSA 的患病率非常高（约占所有成年男性的 1%）。当两者并存时，就被称为慢阻肺 – 重叠综合征（OS）。OSA 作为慢阻肺的"坏搭档"，不仅会加重慢阻肺的病情，还可能增加心血管事件的风险。因此，对于患者来说，及时发现并诊断这个"隐形杀手"至关重要！

1. 重叠综合征对慢阻肺有什么影响？

OSA 作为慢阻肺的合并症之一，对慢阻肺的病理变化、气道炎症和全身炎症、慢阻肺急性加重发生频率、治疗选择和预后均有影响。

2. 如何发现慢阻肺 – 重叠综合征？

因此，对于慢阻肺 – 重叠综合征的患者，应该常规进行睡眠问卷筛查。需要进行一系列的睡眠评估，如 STOP-BANG 问卷和睡眠监测仪评估。由于慢阻肺患者的特殊性，常用的筛查问卷可

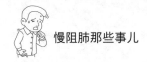

能并不适用。而多导睡眠监测（PSG）就成为了我们评估睡眠问题的"金标准"。

3. 如何治疗慢阻肺－重叠综合征呢？

一旦确诊，治疗就迫在眉睫了。对于慢阻肺－重叠综合征的患者来说，无创正压通气治疗是首选。通过一个小小的呼吸机，我们就可以在睡眠中保持气道的通畅，改善通气功能，提高睡眠质量。这种治疗方法还能改善心血管功能，让我们白天更加精神焕发。

除了无创正压通气治疗，氧疗也是慢阻肺患者的重要治疗手段之一。但对于 OS 患者来说，单独使用氧疗可能并不是最佳选择。因此，在治疗过程中，我们需要综合考虑患者的具体情况，制订个性化的治疗方案。

第五节　怎么诊断和治疗慢阻肺患者合并牙周炎？

慢阻肺患者和牙周炎之间竟然有着千丝万缕的联系？！这是经过权威研究证实的。

1. 慢阻肺与牙周炎有什么关系？

当你呼吸困难、咳嗽不断时，你的口腔健康状况可能也在悄悄恶化。研究发现，慢阻肺患者常伴有牙周炎，而且患病率竟然高达 100%！慢阻肺患者的失牙率、菌斑指数及牙槽骨吸收水平都明显高于非慢阻肺者，这让他们的生活质量大打折扣。

牙周炎就是一种慢性炎症，主要侵犯牙龈和牙周组织。它的

"拿手好戏"就是制造牙周袋,让牙龈红肿、出血,甚至发出难闻的口臭。随着牙周附着的丧失,肺功能也可能有下降的趋势。

2. 慢阻肺合并牙周炎如何治疗?

治疗牙周炎不仅可以缓解口腔症状,还能降低慢阻肺急性发作的频率。治疗牙周炎的方法多种多样,从非手术治疗到手术治疗都有。非手术治疗包括口腔卫生指导、药物治疗和局部牙周治疗等;手术治疗则包括牙周翻瓣术、牙周引导组织再生术等。听起来有点复杂,但只要我们积极配合医生的治疗,就能让口腔健康重回正轨!

当然啦,预防牙周炎才是关键。要养成早晚刷牙、饭后漱口的好习惯,并且掌握正确的刷牙方法。此外,定期进行口腔检查也是必不可少的。这样才能及时发现并治疗口腔疾病。同时,还要注意饮食健康,少吃高糖、高脂肪食物,降低牙周炎的发生风险。

第六节 怎么诊断和治疗慢阻肺患者合并代谢综合征和糖尿病?

慢阻肺和糖尿病这两个看似不搭边的病,竟然能同时找上一个人。

1. 什么是代谢综合征?

代谢综合征就像是个"超级大杂烩",是合并腹型肥胖、血糖异常、血脂异常和高血压等疾病且严重影响机体健康的临床综合征,也是心脑血管疾病、糖尿病、痛风等多种疾病的共同病

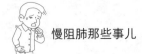

因。具备包括中心性肥胖、血压升高（＞130/85mmHg）、血糖增高、甘油三酯增高和高密度脂蛋白胆固醇下降5项中的3项异常，则可诊断为代谢综合征。特别是当慢阻肺和糖尿病这两个"大佬"联手时，情况就更棘手了。

2. 慢阻肺和糖尿病之间是什么关系？

慢阻肺和糖尿病会相互促进：慢阻肺由于气道阻塞，导致呼吸困难，常影响胰岛素的分泌和利用，加重糖尿病的病情。

慢阻肺和糖尿病有共同危险因素：患者易同时存在吸烟、肥胖、高血压等因素，从而易增加心血管疾病发生风险。

慢阻肺和糖尿病都与慢性炎症相关：慢阻肺肺部炎症可引发全身炎症反应，加重糖尿病的炎症反应。

慢阻肺和糖尿病容易出现肺部感染、低血糖等并发症，对患者的健康状况造成威胁。

3. 慢阻肺合并糖尿病时如何治疗？

在治疗慢阻肺合并糖尿病时，首先得把血糖控制住。按照糖尿病的常规指南来，慢阻肺也得按常规治疗。但是，别忘了血糖监测的重要性。如果口服降糖药无效的话，胰岛素就得及时"上场"了。糖皮质激素的使用也得小心，别让血糖过高而引发感染。

除了药物治疗，生活方式的干预也很重要。戒烟、保持室内空气流通、加强体育锻炼，还得注意饮食和运动的平衡，控制体重也是关键。

最后，别忘了关注血压、血脂和血糖的波动。这些都是代谢综合征的主要危险因素，得时刻警惕。要指导患者正确服用调脂、降糖、降压、抗动脉硬化等药物，使其了解所服药物的作用机制、用法及可能出现的不良反应。同时，控制饮食和增加运动是实现控制体重的主要方法。若调整饮食加运动后，减轻体重仍欠佳，可适当遵医嘱服用减肥药，如胃肠道脂肪酶抑制剂（奥利司他）、多种胰高血糖素样肽 −1 受体激动剂（GLP−1RA）等。

第七节　怎么诊断和治疗慢阻肺患者合并骨质疏松症？

慢阻肺和骨质疏松症这两个看似不相关的疾病，其实可能悄悄地在你的身体里"联手"！想象一下，你的骨骼变得像酥脆的饼干，一不小心就可能"咔嚓"一声断掉。

1. 什么是骨质疏松症？

骨质疏松症这个"沉默的杀手"，是一种由多种原因引发的全身性骨病，主要特征是骨密度和骨质量下降。它像是个潜伏在你身体里的"隐形刺客"：早期症状不明显，等到你发现时，可能已经是重度骨质疏松了。

2. 骨质疏松症与慢阻肺有什么关系？

骨质疏松症与肺气肿、低体重指数相关。吸烟、老龄化以及与慢阻肺本身相关的多种因素均可诱发骨质疏松。慢阻肺的全身炎症反应、糖皮质激素应用、低氧血症以及维生素 D 不足等因素均可能会导致骨质疏松的发生。由于伴有骨质疏松的慢阻肺患者常无明显骨质疏松症状，因此，所有进展性的慢阻肺患者都应筛查是否合并骨质疏松症。

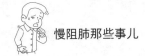

3. 慢阻肺患者合并骨质疏松症时，该怎么诊断和治疗呢？

首先，我们得靠双能 X 线（DXA）骨密度检测来确诊是否患有骨质疏松症。这个检测可是全世界公认的"金标准"。除此之外，CT、骨代谢标志物等也能帮上大忙。

至于治疗方面，咱们得双管齐下。一方面，得用药物来抗击骨质疏松，如双膦酸盐、选择性雌激素受体调节剂（SERM）等；另一方面，生活方式的调整也很重要。比如，多吃点富含钙和维生素 D 的食物，进行适度的体力活动，还有别忘了远离烟酒这些"健康杀手"！

糖皮质激素这把"双刃剑"。它确实能增加骨质疏松的风险，但咱们也别因噎废食。对于严重的慢阻肺患者来说，它可是"救命稻草"！所以，关键是要在医生和自己的共同努力下，合理调整糖皮质激素的剂量和使用时间，尽量减少它对骨骼的影响。

第八节　怎么诊断和治疗慢阻肺患者合并血液疾病？

1. 慢阻肺患者合并贫血怎么诊断？

贫血，这个听起来好像离我们很远的词汇，其实在慢阻肺患者中是个不容忽视的"隐形杀手"。想象一下，呼吸已经变得困难的你，再加上贫血的折磨，是不是感觉生活变得更加艰难了呢？贫血不仅会加重呼吸困难，还会让你的生活质量直线下降，运动能力也跟着"打折扣"。更可怕的是，它还可能增加你病情急性加重的风险，甚至威胁生命。

慢性疾病引起的贫血是慢阻肺中最常见的贫血类型，其次是缺铁性贫血。这主要与全身慢性炎症和铁利用障碍有关。此外，还有一些可逆性因素可能导致贫血，如长期氧疗和使用茶碱、血管紧张素转换酶抑制剂、血管紧张素受体拮抗剂、雄激素及肾功能不全等。

因此，对于慢阻肺患者合并贫血的诊断，需要全面考虑各种可能的原因，并进行详细的病史询问和体格检查。再通过一系列的检查来找出贫血的踪迹。当医生发现患者的血红蛋白或红细胞比容低于正常范围时，就会初步诊断为贫血。然后，通过更详细的血液检查，如血常规、血清铁、总铁结合力、转铁蛋白饱和度等，就能确定贫血的类型和原因。

2. 慢阻肺患者合并贫血怎么治疗？

针对不同类型的贫血，需要根据贫血的原因来制订个体化的治疗方案。

如果是慢性疾病引起的贫血，可以通过改善病情、控制炎症、调整药物治疗等方式来改善贫血状况。

对于缺铁性贫血，口服或静脉注射铁剂来补充铁元素，让铁代谢重回正轨。

还有一些贫血是由其他可逆性因素引起的，如长期使用某些药物或肾功能不全等。这时候，就需要针对性地调整药物治疗或采取其他措施来纠正这些因素。

虽然慢阻肺合并贫血听起来很可怕，但只要我们及时发现并采取正确的治疗措施，就能战胜这个"隐形杀手"。

3. 慢阻肺患者合并红细胞增多症怎么诊断？

红细胞增多症是一种血液疾病，其特征是血液中红细胞的数

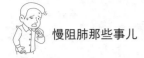

量超过了正常范围，就像是血液里的"堵车"现象。这种病症的诊断主要依赖于血液检查，特别是血红蛋白的测量。如果男性的血红蛋白水平超过 17g/dL、女性的血红蛋白水平超过 15g/dL，那么就可以诊断为红细胞增多症。此外，医生还会根据患者的症状和体征以及其他相关的检查结果来确认诊断。

4. 慢阻肺患者合并红细胞增多症怎么治疗？

目前，治疗红细胞增多症的主要方法是通过药物来降低血液的黏稠度，从而改善血液循环。常用的药物包括抗凝剂、抗血小板药和利尿剂等。此外，对于慢阻肺患者来说，长期家庭氧疗也是一个重要的治疗手段。长期家庭氧疗并不能治愈红细胞增多症，只能起到缓解症状和延缓病情进展的作用，有效降低慢阻肺患者的红细胞增多症的患病率。药物和氧疗就像是交警和道路扩建工程，合力让血液畅通无阻。

慢阻肺和红细胞增多症虽然可怕，但是只要保持警惕，积极治疗，按时吸氧，健康生活，就一定能够战胜它们。

第九节　怎么诊断和治疗慢阻肺患者合并其他疾病？

1. 慢阻肺患者合并焦虑和抑郁怎么诊断？

焦虑和抑郁不仅让患者心情低落，还可能导致体力活动下降，甚至加重慢阻肺的病情，增加死亡风险。

临床上有很多心理测评量表，如慢阻肺患者焦虑自评量表，可以让患者随时了解自己的心理状态。如果自评结果不太好，也别担心，赶紧去找精神科医生或心理医生聊聊吧。

2. 慢阻肺患者合并焦虑和抑郁怎么治疗？

在治疗方面，除了按照慢阻肺的常规方法进行治疗，肺康复训练也是必不可少的。它不仅能改善患者的呼吸功能，还能让其心态更加积极健康。还有认知行为疗法及抗抑郁、抗焦虑药治疗等方法，都可以帮助患者改变不良的思维模式，减轻焦虑和抑郁的症状。但是这些药物一定要在医生的指导下使用，千万别自己乱来。

3. 慢阻肺患者合并衰弱怎么诊断？

衰弱是一种复杂的综合征，其特征是生理储备的丧失，增加了人对不良健康结果的敏感性。衰弱可被定义为存在下述 5 种表现：①不明原因体重下降；②疲乏；③握力下降；④行走速度下降；⑤躯体活动降低（体力活动下降）。衰弱就像是身体的"老年病"，让身体变得脆弱，容易受伤。对于慢阻肺患者来说，衰弱就像是雪上加霜，让病情更加复杂。

医生通常会通过病史采集、体格检查、实验室检查和功能评估等多种手段来诊断衰弱。其中，病史采集是诊断衰弱的重要依据，包括患者的年龄、性别、基础疾病、病程、症状等信息；体格检查主要包括体重、握力、行走速度等方面的评估；实验室检查主要包括血常规、肝肾功能、电解质等指标；功能评估则主要通过运动试验、心肺功能检查等方法进行。这些检查就像是给身体做一次全面的体检，让医生能够准确地了解患者的身体状况。

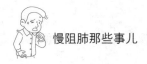

4. 慢阻肺患者合并衰弱怎么治疗?

一旦确诊了衰弱,医生就会根据患者的具体情况制订个性化的治疗方案。

(1)药物治疗。医生会根据患者的病情选择合适的药物,如支气管扩张剂、抗炎药等。当然,用药也得小心谨慎,避免不良反应的发生。

(2)康复治疗。通过物理疗法、运动训练等方式,可以提高肌肉力量和耐力,改善呼吸功能和生活质量。

(3)营养支持。合理的饮食结构和营养补充能够改善身体状况和免疫力。建议多食用富含蛋白质、维生素和矿物质的食物。

(4)心理治疗。慢阻肺和衰弱都会给患者带来一定的心理压力,但是只要患者保持积极的心态,就能够更好地应对这些挑战。心理咨询、认知行为疗法等都可以帮助患者建立积极的心态,提高应对疾病的能力。

对于老年慢阻肺患者来说,除了上述治疗方法,还需要加强生活照顾和护理工作。毕竟,老年人的身体机能已经逐渐衰退,需要更多的关爱和照顾。

总的来说,慢阻肺患者合并衰弱并不可怕。只要掌握了正确的诊断和治疗方法,积极配合医生的治疗建议,就一定能够战胜这个挑战。

5. 慢阻肺患者合并认知障碍怎么诊断?

最近研究发现,慢阻肺合并认知障碍的患病率高达32%。随着慢阻肺病情的恶化,这个风险还会不断攀升。

中年被诊断出慢阻肺的患者发生认知障碍的风险更高,甚至可能与痴呆的发生有关。认知障碍，简单来说就是与学习、记忆、思维、语言等认知功能有关的异常状态———一旦发生，会严重影响患者的日常生活和社会功能。

认知障碍可以通过 MMSE 和 MoCA 评估工具进行诊断。MMSE 的界值划分与患者的文化水平息息相关，而 MoCA 则是一种既有效又可靠的认知筛查工具，能够精准地区分正常衰老和轻度认知障碍（MCI）。在选择评估工具时，记得要根据患者的具体情况进行综合考虑。

6. 慢阻肺患者合并认知障碍怎么治疗？

至于治疗方面，有药物治疗和非药物治疗两种选择：药物治疗常用的有乙酰胆碱酯酶抑制剂、NMDA 受体拮抗剂等；非药物治疗方面，呼吸康复作为一种多学科、多维度的方案，提供了新的希望。通过无创机械通气联合认知训练的综合康复治疗，患者脑部供氧和神经血管功能都能得到改善，从而降低与慢阻肺相关的认知障碍风险。此外，戒烟、限制饮酒、保持健康的生活方式等也是预防和改善认知障碍症状的有效途径。

最后，希望大家加强对认知障碍的认识和关注。这个疾病常常被忽视或误诊为其他疾病，导致许多患者在病情加重后才得到正确的诊断和治疗。应该加强对公众的健康教育，提高人们对认知障碍的认识和了解，以便及时发现和治疗该疾病。同时，也要加强对医护人员的培训和管理，确保他们能够正确地识别和处理慢阻肺患者可能出现的认知障碍症状。

（孙思庆　南京市第二医院）

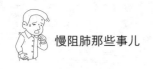

第十八章

如何戒烟

第一节　吸烟有什么危害？为什么会成瘾？

1. 吸烟有什么危害？

吸烟会对人体造成伤害现已广为人知，除了会导致呼吸系统的慢阻肺（COPD）、哮喘、冠心病和动脉硬化、脑卒中，还能导致多种呼吸道和消化道肿瘤（见表 18-1）。据美国疾控中心统计，每年死于烟草相关疾病的美国人高达 44 万，其中包括了每 3 个癌症患者中就有 1 个死于烟草导致的疾病，以及所有死因中有 20% 与烟草直接相关。在美国，吸烟人群平均预期寿命比不吸烟人群短 10 年。要知道，美国目前的吸烟人口比例是 18.1%，而中国为 27.6%。按此估算，烟草给中国人民带来的健康危害要更加严重。

在呼吸系统疾病中，烟草引起慢性气道疾病（慢阻肺、哮喘）和肺癌通常是被大家重视的。但是烟草还容易诱发感染，是容易被忽视的（见表 18-2）。吸烟导致呼吸系统疾病的原因是吸烟会导致肺部结构的改变，如肺纤维化和气道损伤。另外，吸烟也会导致免疫功能下降。二手烟、三手烟带来的危害不亚于一手烟。研究表明，二手烟对儿童和成人均有伤害。所以，为了家人的健康也应该戒烟。

表 18-1　吸烟与患癌的风险

肿瘤部位	平均相对风险
肺	15 ~ 30
喉	10
口腔	4.0 ~ 5.0
食管	1.5 ~ 5.0
胰腺	2.0 ~ 4.0
泌尿道	3.0
鼻窦、鼻腔	1.5 ~ 2.5

表 18-2　吸烟与感染的风险

疾病	相对风险（95% CI）
结核	4.5（4 ~ 5）
军团菌感染	3.5（2.1 ~ 5.8）
牙周病	3.4（1.6 ~ 7.5）
肺炎球菌性肺炎	2.6（1.9 ~ 3.5）
脑膜炎球菌感染	2.4（0.9 ~ 6.6）
流感	2.4（1.5 ~ 3.8）
幽门螺杆菌感染	2.2（1.2 ~ 4.0）
普通感冒	1.5（1.1 ~ 1.8）

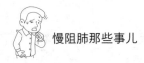

2．为什么吸烟会成瘾？

成瘾是指反复渴求从事某种活动或滥用某种药物——虽然这样会给自己或已给自己带来各种不良后果，但仍然无法控制。吸烟成瘾是由生物学、遗传学、心理行为、社会环境等综合因素引起，是一个复杂的过程。其中，生物学因素为主要原因（见表18-3）。

表18-3　吸烟会成瘾的原因

诱导产生的化学物质	神经效应
多巴胺	欣快、抑制食欲
去甲肾上腺素	警觉、抑制食欲
乙酰胆碱	警觉、认知增强
谷胱甘肽	学习、记忆力增强
血清素	调节情绪、抑制食欲
β-内啡肽	缓解焦虑和紧张
γ-氨基丁酸	缓解焦虑和紧张

第二节　如何戒烟？

1．戒烟有什么好处？

吸烟成瘾称为烟草依赖，是一种慢性疾病。烟草依赖者戒烟常需要专业化的戒烟干预。吸烟者在停止吸烟后其体内器官会发生一系列有益的变化，其变化大致表现如下。

20分钟内：血压降到标准水平，脉搏降到标准速度，手、脚的温度升到标准体温。

8 小时内：血液中一氧化碳的含量降低到正常水平，血液中氧的含量增至正常水平。

24 小时内：心肌梗死危险性降低。

48 小时内：神经末梢的功能逐渐开始恢复；嗅觉和味觉对外界物质的敏感性增强。

72 小时内：支气管不再痉挛，呼吸大为舒畅，肺活量增加。

2 个星期至 1 个月：血液循环稳定，走路稳而轻，肺功能改善 30%。

1 ~ 9 个月：咳嗽、鼻窦充血、疲劳、气短等症状减轻；气管和支气管的黏膜上出现新的纤毛，处理黏液的功能增强，痰减少，肺部较干净，感染机会减少；身体的能量储备提高，体重可增加 2 ~ 3kg。

1 年内：冠状动脉硬化危险减至吸烟者的一半。

5 年内：比一般吸烟者（每天一包）的肺癌死亡率下降，由 1.37% 降至 0.72%，或近于不吸烟者的死亡率；口腔、呼吸道、食管的癌症发生率降至吸烟者发生率的一半；心肌梗死的发生率几乎降低至非吸烟者的水平。

10 年内：癌前细胞被健康的细胞代替，肺癌的发生率降至非吸烟者的水平；口腔、呼吸道、食管、膀胱、肾脏、胰腺的癌症发生率明显下降。

15 年内：冠状动脉硬化的危险与不吸烟者相同。

从肺功能的角度看，持续戒烟者肺功能年下降率要慢于间断戒烟者，更慢于仍在吸烟者。

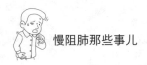

因此，任何时间戒烟都不算迟，而且最好在出现严重健康损害之前戒烟。吸烟者如能在 35 岁之前戒烟，则死于烟草相关疾病的危险性明显下降，几乎与不吸烟者相近。

2. 戒烟困难在哪里？吸烟者要做些什么？

吸烟是一种复杂的社会性行为，有烟草依赖作用参与其中。因此，戒烟需要多方面的行为矫正。首先，患者了解吸烟者的动机或原因，是制订个体化戒烟方案的依据。吸烟者开始吸烟一般是受外界环境的影响。父母吸烟、朋友怂恿、社交中敬烟、青少年模仿及好奇心理等均成为吸烟的促发因素。吸烟慢慢成为吸烟者的一个习惯性行为，形成了条件反射，即吸烟习惯完全融入了日常生活和工作中。因此，在戒烟中需注意对吸烟者的心理成瘾性进行矫正。

其次，是对物质成瘾的处理。使吸烟者产生心理快感的化学成分是烟草中的尼古丁。它是成瘾性物质，与吗啡、可卡因有相似的功效。在中枢神经系统的胆碱能神经元上存在尼古丁受体。吸烟时烟草中的尼古丁与尼古丁受体相结合，改变人体正常的生理状态。时间一久，受体水平（数目、敏感度）发生变化，就形成尼古丁依赖。

尼古丁戒断综合征是长期吸烟者停止或减少吸烟，从而减少尼古丁摄入量后所产生的一系列难以忍受的戒断症状，包括吸烟渴求、焦虑、抑郁、不安、头痛、唾液腺分泌增加、注意力不集中、睡眠障碍等。戒断症状一般出现于停止吸烟后数小时，戒烟最初的 14 天内表现最强烈，然后逐渐减轻直至消失。大多数戒断症状持续 1 个月左右，部分可持续 1 年以上。

尼古丁成瘾性的另一方面表现是吸烟易于复吸。如何帮助吸烟者解除尼古丁的成瘾性，对于成功戒烟有重要意义。最初的戒烟尝试总是不成功的，因此吸烟者必须准备多次尝试。每个吸烟者必须尝试不同的干预方法以找到最佳方案，也要清楚地意识到戒烟过程中的一个小倒退并不意味着整个方案的失败。

对于慢阻肺患者和家属，要理解戒烟过程中的心理变化，评估好患者的准备状态。如果患者没有做好戒烟的准备，那么患者要与医生进行充分沟通，家属则要帮助患者增强戒烟动机。

3. 对于无戒烟意愿者要采取什么策略？

目前，对于无戒烟意愿者，家属配合医生采用"5R"法增强其戒烟动机，"5R"包括：

①相关（Relevance）：认识到戒烟与其及家人健康相关。

②危害（Risk）：认识到吸烟严重危害健康。

③益处（Rewards）：认识到戒烟的健康益处。

④障碍（Roadblocks）：知晓和预估戒烟过程中可能会遇到的问题和障碍，并帮助其克服困难。

⑤反复（Repetition）：反复进行上述戒烟动机干预。

对于有戒烟意愿者，家属和医生可采用"5A"法：

①询问（Ask）：吸烟情况。

②建议（Advise）：必须戒烟（明确强调吸烟的各种危害）。

③评估（Assess）：戒烟意愿。

④提供戒烟帮助（Assist）：如戒烟咨询、戒烟资料、戒烟热线、戒烟药物等。

⑤安排（Arrange）：随访了解戒烟情况至少6个月且不少于

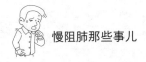

6次。同时要对戒烟者采取措施防止复吸。另外，政府及社会对戒烟的行政干预和管理也非常重要。

4. 戒烟的具体措施有哪些？

（1）设定戒烟日：设定戒烟的计划，制订戒烟的日期，尽可能坚持这一目标。

（2）治疗：参加戒烟的科普宣教并获得具体指导；获得尼古丁替代物和其他有助于戒烟的药物。

（3）获得支持：首先是得到医生的帮助，去当地大医院的戒烟门诊进行详细的戒烟指导；其次是得到关于戒烟方面的书籍、网站和视频信息。

（4）采取有力的具体措施。

5. 日常戒烟有用的措施有哪些？

（1）从家中、工作地点、衣服和背包中丢弃所有未用过的香烟、烟斗、打火机、烟灰缸等一切与吸烟有关的物品。

（2）洗干净并晒干衣服，清除烟味。

（3）告诉家人、朋友、同事戒烟的决定，并争取理解和支持。

（4）鼓励家庭成员以及同事共同戒烟，或至少不能在戒烟者面前吸烟。

（5）到口腔科医生那去洗牙和促进口腔卫生。

（6）改变生活方式：如晨起作息方式、饮水或嚼口香糖替代吸烟，培养新的兴趣爱好；采用一些生活中的其他替代方式处理戒断症状，如感到紧张烦躁时做深呼吸、散步等。

（7）加强体育锻炼，健康饮食。

（8）了解吸烟的经济费用，同时将戒烟而节省下来的费用当成对自己戒烟的奖励。

（9）避免对戒烟不利的活动，如饮酒（因为酒后容易想要吸烟）。

（10）当你想吸烟的时候不要尝试，哪怕是一支，努力制订措施来抵御吸烟的诱惑。

6. 哪些人需要使用戒烟药物？

戒烟药物可缓解戒断症状，提高戒烟成功率。不是所有戒烟者都需要戒烟药物，但医生应给有戒烟意愿者提供戒烟药物相关信息。不推荐对存在药物禁忌或使用戒烟药物后疗效不确切的人群（如非燃吸烟草制品使用者、每日吸烟少于10支者、孕妇、哺乳期妇女以及未成年人等）使用戒烟药物。

7. 有什么药物可以帮助戒烟？

目前我国批准的戒烟药物有尼古丁透皮贴剂、尼古丁咀嚼胶（非处方药）、伐尼克兰（处方药）、盐酸安非他酮缓释片（处方药）。

（1）尼古丁透皮贴剂：清醒状态下应该贴于髋部、上臂和干燥无毛部位。16小时内应该去除，一般在晚上睡觉前拿掉。每天应该贴于不同部位，避免7天都贴在同一个区域，以尽量减少对皮肤的刺激。

（2）尼古丁咀嚼胶：可使尼古丁水平回到戒烟以前的水平。如果是尼古丁重度依赖患者，他们每天吸烟量在20支以上，那么就需要4mg剂型，在3个月内逐渐撤药。想吸烟时，每个尼古丁咀嚼胶应慢慢咀嚼30分钟以上，轮流置于两侧口腔颊部以

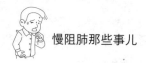

便于通过口腔黏膜吸收。在咀嚼前 15 分钟或咀嚼中不应进食或喝饮料，可以饮水。

（3）伐尼克兰：本品用于口服，第 1～3 日服用 0.5mg，每日 1 次（白色片）；第 4～7 日服用 0.5mg，每日 2 次（白色片）；第 8 日至治疗结束服用 1mg，每日 2 次（淡蓝色片）。对无法耐受本品不良反应的患者，可暂时或长期将剂量降至每日 2 次，每次 0.5mg。患者应服用本品治疗 12 周。

（4）盐酸安非他酮缓释片：是一种对戒烟有帮助的非典型的抗抑郁药。不良反应主要是口干、失眠以及诱发癫痫，不能用于有癫痫病史者。

8. 在使用戒烟药物的过程中，要注意哪些问题？

在使用戒烟药物的过程中，要注意以下几点。

（1）所有试图戒烟的吸烟者都应该给予药物治疗。

（2）目前，一线戒烟药物包括尼古丁替代治疗、持续释放的盐酸安非他酮和伐尼克兰。其中，伐尼克兰或者联合使用尼古丁透皮贴剂和尼古丁咀嚼胶的效果最好。

（3）二线药物包括可乐定和去甲替林。它们只在一线药物治疗失败或者存在禁忌证的情况下才能使用。

（4）盐酸安非他酮和尼古丁替代治疗可以延缓，但不能防止戒烟后的体重增加。推荐患者在用药时开始增加体育活动，但不建议采取严格的饮食控制。

（5）如果患者有慢性心血管疾病，尼古丁透皮贴剂、尼古丁咀嚼胶和盐酸安非他酮是安全的。

（6）吸烟者发生戒断综合征，可以长时间使用尼古丁替代药物、盐酸安非他酮或者伐尼克兰。

（7）多种药物联合治疗效果要优于单一药物治疗（见表18-4）。

表18-4 戒烟药物的禁忌证、不良反应和使用时间

药物	注意事项/禁忌证	不良反应	持续时间
盐酸安非他酮	癫痫、进食障碍病史	嗜睡、口干	7~12周，可持续到6个月
尼古丁咀嚼胶	颞颌关节障碍	口咽疼痛、厌食	最多12周
尼古丁鼻喷剂	鼻炎、鼻息肉、鼻窦炎	鼻痒、咽喉烧灼感	3~6个月
尼古丁透皮贴剂	皮肤疾病（如特应性皮炎）	局部皮肤反应、嗜睡	4~8周
尼古丁糖片	无	恶心、胃灼热感	12周
伐尼克兰	严重肾脏疾病需要透析的患者	恶心、生动奇怪梦境、抑郁、睡眠障碍	3~6个月

9. 电子烟能帮助戒烟吗？

电子烟可以降低尼古丁依赖度，提高戒烟成功率，对戒烟起到一定的积极作用。但其效果并非绝对，且长期影响仍需进一步研究和观察。目前研究电子烟危害并不低于传统香烟。

电子烟中的尼古丁影响青少年大脑发育，影响青少年的注意力、学习、情绪波动和冲动控制，使之产生尼古丁依赖，出现戒断症状；青少年电子烟更易成瘾，戒断症状更早、更频繁，停用更倾向于或过渡到卷烟。

电子烟加热后的气溶胶产生甲醛、烟碱、亚硝胺等致癌物，且随着电子烟功率和雾化温度增加，释放的致癌物成倍增加，造成急性肺损伤、急性嗜酸性粒细胞性肺炎、弥漫性肺泡出血综合

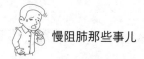

征、过敏性肺炎、机化性肺炎、类脂性肺炎及严重哮喘等。

电子烟产品鱼龙混杂，部分尼古丁含量甚至超过香烟，且可诱导青少年使用卷烟，造成多种烟草产品危害叠加。

电子烟电池质量堪忧，爆炸事件层出不穷。

总的来说，电子烟产品并非药物，缺乏监管。所以说电子烟并不比传统香烟危害小，我们同样需要远离电子烟。

（许霞　山东大学齐鲁医院）

后 记

慢阻肺患者过好日子的
十大策略

虽然现在有很多好药物能帮助慢性阻塞性肺疾病（慢阻肺）患者，让其呼吸顺畅和轻松。但是，慢阻肺患者需要记住应对慢阻肺的十大策略，才能更好地享受生活。

策略一　定期去看医生随访复查

不要感觉还不错，就放弃或忘记定期找医生随访和复查。如肺功能通常一年要复查两次，所以每年至少检查两次身体。

每次看医生时，最好带上患者药物，包括非处方药、中草药、营养补充剂。医生会检查吸入装置的使用情况，所以装置也要带上。如果患者遇到任何药物不良反应，那么要告诉医生。医生会调整患者的剂量或尝试不同的药物，以尽量减少不良反应。

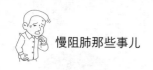

策略二　为自己日常活动水平设定目标

慢阻肺会严重限制患者每天能做的事情，这种限制会让其感到气馁或沮丧。作为慢阻肺患者，当设定目标时，对于任何想做的事，会有充分的掌握感，这样才能帮助患者战胜沮丧的情绪。

在设定目标时需要考虑的一些事情。

（1）目标必须是能够实现的。慢阻肺是一种令人感到疲惫的疾病，患者没有精力去做过去在一个普通日子里做的所有事情。选择合适的活动并专注于完成它们，对患者来说是最重要的。例如，一个真正合理的日常目标是走出家门散步，而非到山里远足。

（2）把大的工作分成小的部分。如果患者的目标之一是整理衣柜，那么把今天的目标设定为整理好鞋子或上衣，明天患者可以集中精力整理你的休闲裤和外套。

（3）记住长期目标。如果患者最终目标是每天能够锻炼身体20分钟，那么可以先设定一些小的运动目标，并不断朝着更大的目标前进。

（4）提前计划特别活动。有些活动需要更多的精力，所以要为它们作特别的安排。如果患者想和朋友出去吃个午饭，那么目标就是为见面吃饭保存能量。患者需要在早上休息，而不是忙碌地打扫厨房或整理客厅。

策略三　制订锻炼方案

慢阻肺让患者感到呼吸短促，但这不是放弃锻炼的理由。因为锻炼可以帮助你管理疾病，甚至使患者的呼吸更轻松。定期锻炼可以帮助患者的身体更有效地利用氧气，还可以帮助加强患者的心脏，改善患者的血液循环，降低患者的血液压力。而且，锻炼得越多，能量就越多，患者的感觉就会更好。

策略四　吃得健康

在慢阻肺管理方面，适当的营养与锻炼一样重要。患有慢阻肺的人燃烧的热量比健康人多十倍，因为患者需要使用更多的能量来呼吸。获取足够的卡路里很重要。但是，获得对的食物也很重要。健康的饮食有助于增强患者的免疫系统，保护患者免受像感冒和流感这样的感染。

适当的饮食对于保持健康的体重也是必不可少的，确保患者的体重在合理范围内——体重过低或超重都会有不好的影响。

策略五　正确使用药物

医生可以开出各种药物来帮助患者打开气道，让患者的呼吸更轻松、更舒适。但如果患者没有正确地使用这些药物，它们就不会帮助到患者。最常见的问题是，许多慢阻肺患者不规律服药或者依从性差，随意用药（在不舒服的时候不去就医，而在家中自行用药），使用吸入药物装置错误等。

当然，慢阻肺患者可能需要服用多种药物，可能会感到不知所措，并且某些药物可能令人困惑或不方便。但是服用太多或太少的药物都无济于事，甚至可能造成伤害。可以使用以下策略来

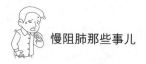
帮助患者正确有效地管理自己的药物。

①把早上、下午和晚上的药分在不同的小药盒中。

②为了记住吃药，把早晨的药放在自己的牙刷边上——自己会看到的地方。

③使用闹钟或带闹铃的手机来提醒自己是时候按时服药了。

④学习如何正确使用吸入器。如果自己不知道这样做是否正确，请把吸入器带给医生，并寻求帮助。

策略六　保存体能

每个人在一天中都有精力充沛和精力不足的时候。慢阻肺患者更需要注意自己体内的能量，尽可能将一天的生活提前安排好。想办法节约身体能量也很重要。记住，如果患者感到疲倦和虚弱，则有可能是因为做了太多事，用了太多的能量来呼吸。

在生活中，患者可以采取一些办法，减少不必要的体力消耗，包括以下几点。

①使用带轮子的推车或托盘来移动东西，这样就不必用手拿东西。

②重新安排自己的日常生活，可以避免多次往返、整天爬楼梯。

③安排好自己的一天，让自己在任务或活动之间有休息时间，有机会在待办事项清单上的下一个项目之前补充能量。

策略七　对自己宽容一点

不要强迫自己做20岁时曾做过的每件事，让生活的脚步放慢，放松自己，帮助保存体力。如准备饭菜、叠衣服等任务时，可以坐着；选择不影响呼吸的宽松衣服；坐个小板凳穿鞋子以免弯腰。

每次改变身体姿势时停顿一两秒钟。站起来后，等一会儿再开始走路；当准备好弯腰或从弯腰的姿势转变成挺直身体的姿势时，要稍微休息一下，以适应新的姿势。这个简单的技巧可以减少疲劳感或紧张感。当你感到平静时，呼吸就更容易了。

策略八　寻找一个互助小组

随着对慢阻肺的认识不断提高，从中学习和借鉴的机会也越来越多。可以加入慢阻肺患者互助群，也可以在网上找到很多资源。尽可能和医生保持联系（微信或电话），也尽可能多地去了解慢阻肺的科普视频和文章。

策略九　做喜欢的事情

慢阻肺患者经常患有抑郁症的原因之一是疾病限制了他们追求爱好和其他令人愉悦活动的能力，如和朋友聚会，或者去博物馆，甚至是跳舞或做木工这样的事情。

接受慢阻肺带来的局限性对患者来说是很困难的。但是，患者仍可以在不过度劳累的情况下去做一些自己热爱的事情，这对患者的心理健康很重要。培养力所能及范围内新的兴趣爱好，可以读那些患者从来没有时间读的书，也可以学着画素描或水彩画。这些都可以视为慢阻肺治疗的重要组成部分。

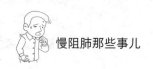

策略十 让他人来帮忙

你的家人和朋友也会受到你患慢阻肺的影响。帮他们战胜悲伤和无助感的最简单的方法之一就是让他们帮助你做家务和跑腿。

不要担心成为你所爱的人的负担，也不要担心失去他们的尊重。家人和朋友仍然关心你，想要帮助你。如果你愿意，他们会为你做事。他们会觉得他们对你的照顾作出了真正的贡献。而你会因为这些事情节省精力。这对你很重要。

如果你负担得起，也可以考虑雇佣外部帮手（如保洁人员）来做这些事情，如帮忙打扫房间、做饭。这样你既保留了一些独立性，也不觉得自己是家人的负担。

参考文献

［1］Paul Brice. COPD innovative breathing techniques：A natural，stress-free approach to coping with chronic obstructive pulmonary disease using the Brice Method［M］. Hammersmith Health Books，2018.

［2］Enrico Clini，Anne E.Holland，Fabio Pitta，et al. Textbook of Pulmonary Rehabilitation［M］. Springer International Publishing，2018.

［3］Claudio F.Donner，Nicolino Ambrosino，Roger S.Goldstein. Pulmonary Rehabilitation［M］.Taylor & Francis Group，2021.

［4］Kevin Felner MD,Meg Schneider. COPD for Dummies［M］. Wiley Publishing Inc，2008.

［5］Donald A.Mahler. COPD：Answer to your most pressing questions about chronic obstructive pulmonsry disease［M］. Johns Hopkins University Press，2022.

［6］Linda Nici，Richard ZuWallack. Chronic Obstructive Pulmonary Disease Co-Morbidities and Systemic Consequences［M］. Springer，2011.

［7］Donald A.Mahler，Rajiv Dhand. Inhaled Delivery Systems

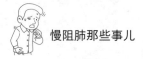
for the Treatment of Asthma and COPD［M］. Taylor & Francis Group，2023.

［8］Henry E.Fessler，John J.Reilly Jr，David J.Sugarbaker. Lung vulume reduction surgery for emphysema［M］. Marcel Dekker Inc，2004.

［9］Martin RD. The Complete Guide to Understanding and Living with COPD From a COPDers Perspective［M］. CreateSpace Independent Publishing，2010.

［10］Trevor T. Hansel and Peter J. Barnes. An Atlas of Chronic Obstructive Pulmonary Disease［M］. Parthenon publishing，2004.

［11］胡大一，杨新春，荆志成，等.六分钟步行试验临床规范应用中国专家共识［J］.中华心血管病杂志，2022，50（5）：432-442.

［12］于健春.临床营养学［M］.北京：人民卫生出版社，2021.